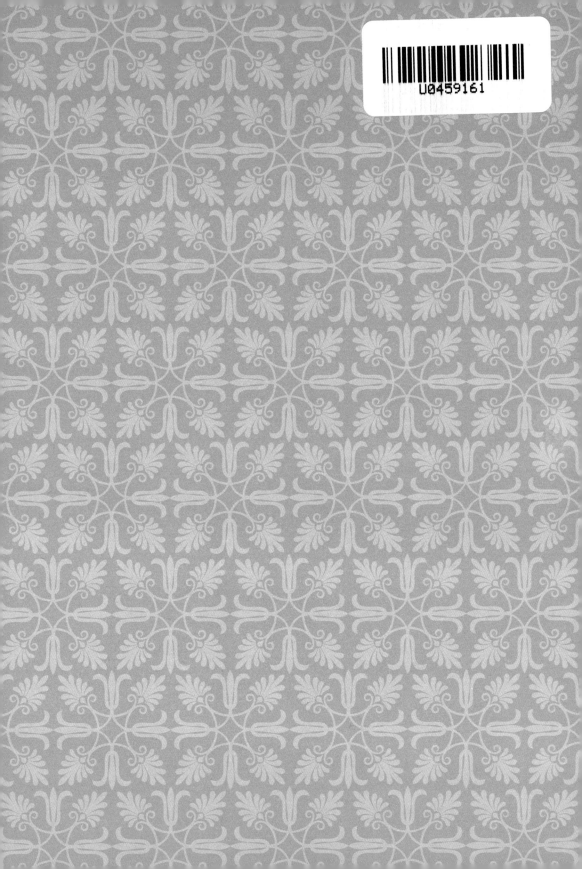

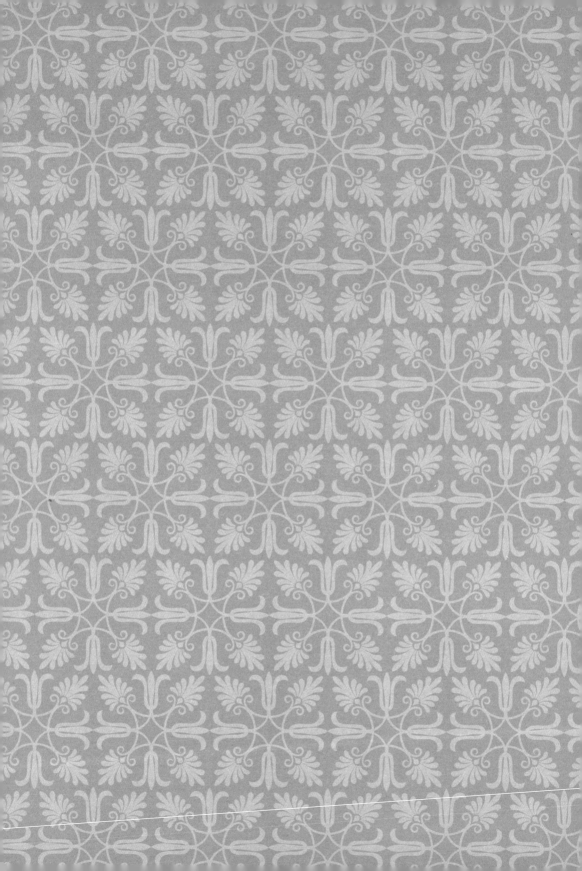

食物的神奇旅行

李　妍◎编著

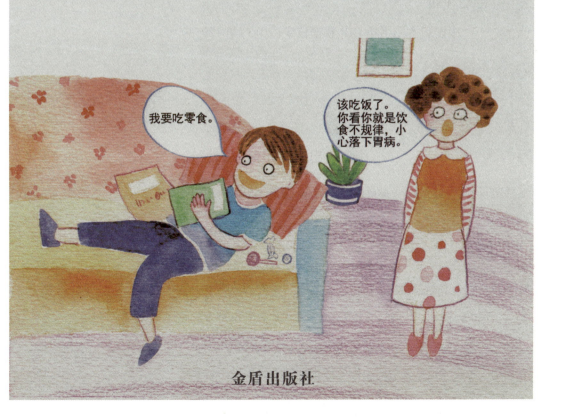

金盾出版社

内 容 提 要

　　不按时吃饭,肚子就会"咕咕"响了,像是在向我们抗议,这是为什么?食物从我们的口进入身体后,又会发生什么样好玩的事?原来,食物会在我们的肚子里进行一段神奇的"旅行",很多器官都会参与这个过程。那么,到底都有哪些器官参与?他们又各自发挥着什么样的作用?

图书在版编目(CIP)数据

食物的神奇旅行/李妍编著. — 北京:金盾出版社,2013.9(2019.3 重印)
(科学原来如此)
ISBN 978-7-5082-8473-6

Ⅰ.①食… Ⅱ.①李… Ⅲ.①消化系统—少儿读物 Ⅳ.①
R322.4-49

中国版本图书馆 CIP 数据核字(2013)第 129539 号

金盾出版社出版、总发行

北京太平路 5 号(地铁万寿路站往南)
邮政编码:100036　电话:68214039　83219215
传真:68276683　网址:www. jdcbs. cn
三河市同力彩印有限公司印刷、装订
各地新华书店经销

开本:690×960　1/16　印张:10　字数:200 千字
2019 年 3 月第 1 版第 2 次印刷
印数:8 001～18 000 册　定价:29.80 元

(凡购买金盾出版社的图书,如有缺页、
倒页、脱页者,本社发行部负责调换)

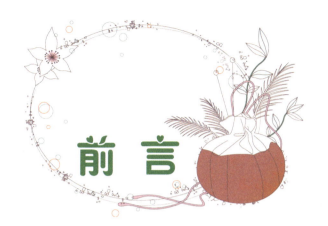

前言

　　水和食物是我们最基本的保障，谁能够整天不吃不喝呢？我们每天都会有诸多活动，或者是奔波在上下班和上学放学的路上，这些活动会消耗我们很大的体力，而食物则为我们的生命活动提供了能量的来源。

　　某广告中曾这么说"牙好，胃口就好，身体倍儿棒，吃啥啥香"，说的就是，如果身体好的话，吃什么都会觉得很香。不论是人还是动物，吃都是最基本的本能反应。我们需要食物来补充每时每刻都在消耗的能量，那些各种各样的食物也见证了我们的成长。从一个呱呱坠地的婴幼儿，到苗壮成长的青少年，可以说是"一边吃，一边长大"。

　　人类的文明在生命的无限循环中不断发展，往大的方向说，人的一生总会经历生老病死；往小的方向说，人每天都会吃喝拉撒。人体自身也有循环，人们吃进食物，经过消化和营养的吸收后，食物残渣排出体外，食物完成了它一生的使命。

　　然而，吃什么，怎么吃，这是一个问题。人体不是宇宙中的黑洞，不能来者不拒地什么都吸收，更不能想吃什么就吃什么、想怎么吃就怎么吃。为了我们的身体健康，"吃"也成了一门学问。所以，小朋友们可不能挑食哦，有些食物也许口味不是自己喜欢的、也许样子并不那么诱人，但它却含有丰富的营养成分，我们又怎么能拒绝这些让自己快快长大的食物呢？

不管是小孩子，还是大人们，只要是喜欢吃的人，都会笑称自己是"吃货"，"吃货"们"见食眼开"，看到了食物就忍不住地想去吃上一口，尝尝是个什么味道，尤其是美食。谁不爱美食？吃东西是一个人生活的重要组成部分，如果总是能吃到美味的食物，那就更好了！也许你正走在路上，面包店里传来烘焙的香味，你会想着立马进店里吃上一口；也许你即将回到家，突然闻到邻居家厨房里传来的炒菜香，你会想象这肯定是一盘色香味俱全的佳肴；面对好吃的食物，谁还敢说自己不是"吃货"呢！

当然了，吃固然重要，我们还必须养成良好的饮食习惯，安全卫生地吃，才是最好的。现在科技越来越发达，不可避免地会有一些居心叵测的商家在食品里乱加化学添加剂，以假乱真。所以，我们在购买食物时还要擦亮自己的眼睛，注意看生产日期以及是否有安全卫生标志，注意食品的卫生。

在这本书中，以食物为中心，介绍了人的消化系统及其相关器官的功能构造，大家在轻松的阅读体验中对人体自身食物的消化有基本的了解。还介绍了食物的分类和科学饮食应该注意的问题，旨在倡导健康的饮食观念和生活习惯。为了与时俱进，我们还在本书的后部分对曾在网上热议的"菠萝和凤梨有什么不同"做了详细的解释，对于一直有争议的转基因食品问题，也做了科学而客观的介绍。中央电视台热播的纪录片《舌尖上的中国》引起了很多人对中国传统美食的关注，本书中也有章节对中国八大菜系进行了解读。

就让我们一起开始食物的神奇旅行吧！

目录

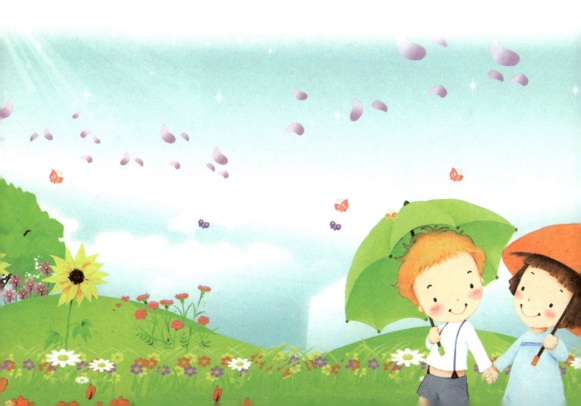

CONTENTS

目录

CONTENTS

目录

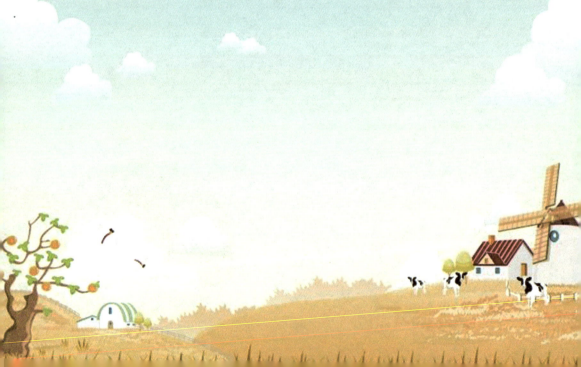

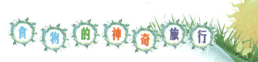
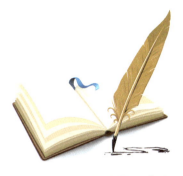

食物的旅程

◎早上上学之前，智智坐在餐桌旁，守着
  妈妈做的早点，吃得很高兴。
◎智智肚子有些不舒服，痛苦地捂着
  肚子。
◎老师看到智智不舒服，带他去看医生。
◎智智在厕所里待着，脸上的表情就没有
  那么痛苦了。

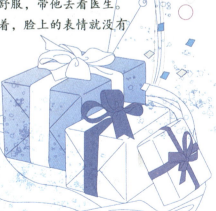

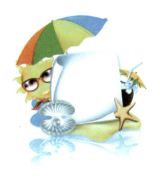

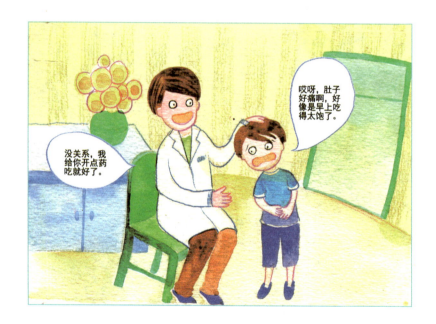

为什么我们吃进去的是食物，拉出来的却是便便呢？

　　我们每天都在吃饭，每天都在便便，但是有没有人想过，为什么我们吃进去的是美味的食物，排出来的却是臭烘烘的便便呢？这是因为，食物进入我们的肚子之后，会经过一系列的变化，有一些营养物质会被我们吸收掉，而一些没用的东西，就会变成便便，被排出来。

　　我们吃进肚子里的食物，先要经过嘴巴，嘴巴里面有牙齿，可以对食物进行咀嚼，牙齿会把食物磨碎。在这个过程中，我们的舌头也是有用的，它能够起到搅拌的作用，让我们嘴里的食物都被磨碎。

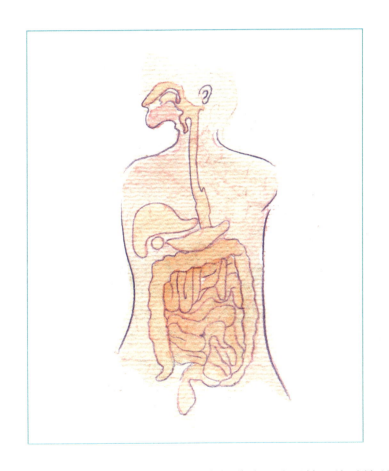

　　口腔是我们消化道的第一部分，消化道从口腔开始，然后是咽、食管、胃、小肠（十二指肠、空肠、回肠）及大肠（盲肠、结肠、直肠）等，最后从肛门排出。

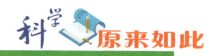

为什么有时候便便会让我们的肚子感到疼痛？

我们所说的便便，其实是我们每天吃进去的各种食物经过人体消化吸收后的最终产物，也就是人体对食物有选择地消化吸收后所排出的垃圾。

正常来讲，每个人每天都要进行一次排便，一般集中在早晨起床后。之所以会这样，主要是因为人体内各种器官经过一夜的运转，对已经沉淀的食物进行了吸收和分解作用。这样等我们早晨醒来，便会出于生理反应而想要排便。

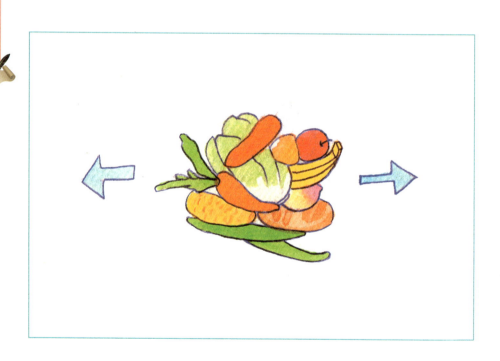

从科学意义上来说，排便是人体必须经历的一个生理过程，因为这是一个人身体机能与素质好坏的衡量标准之一，只有将昨天的宿便排出，人体才有能力接收新一天的食物补给。

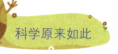

　　但是有时候，由于食用食物不当或者人体机能本身的原因，我们往往会出现排便不正常的状况，严重的可能会好几天都不能进行一次正常排便。出现这种情况后，人体往往会出现肚子胀痛、胃口不好、食欲不振等生理反应。

　　这时我们应该及时向医生寻求帮助，尽快恢复排便。

有什么方法可以帮助我们更好地消化食物更好地排便？

　　上边已经提到排便是人体对食物吸收正常与否的一个重要衡量标准，日常生活中我们可以采取很多方法来帮助我们更好地吸收食物以及更好地排便。

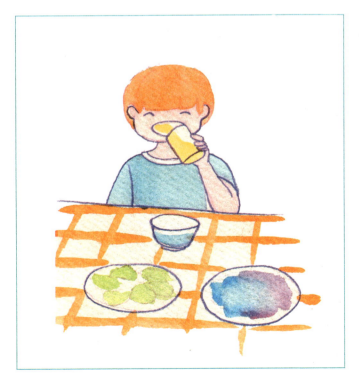

最基本的方法是每次饭前喝一杯水，这样做不仅可以帮我们更好地进行排便，还可以帮助我们减少身体脂肪的囤积，尤其是对爱美的女生而言，饭前一杯水，吃啥都不胖。

其次我们还应该做到吃饭细嚼慢咽。当我们放缓食物咀嚼的速度时，口腔里所分泌的唾液就能更好地分解食物，而且食物也会被我们的牙齿咀嚼得更加细小，这样一来，食物在胃部以及肠道内便会更容易被分解和吸收。

除此之外，我们还应该对所食用的食物进行选择。一般而言，过于油腻、口味偏重的食物通常会很不容易被吸收，因此我们在食用食物时应该有选择性，应该适中而行，不然人体机能会很难承受食物所带来的压力，以至于难以正常消化食物、分解食物。

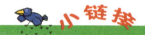

小链接

虽然我们可能没有感觉到，但是其实消化的过程每天都在我们肚子里进行着。有时候，如果你听到你的肚子里面在咕咕叫，就是它在进行消化了。消化其实很复杂，因为要从我们吃进去的食物变成最后排出的便便，需要经过很多变化。在这个过程中，需要有很多器官参与进去，单独一个器官是完不成这个任务的。

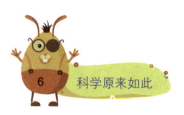

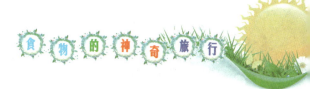
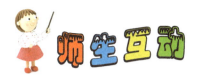

　　学生：老师，怎么样才能帮助我身体内的食物更快的消化呢？

　　老师：在吃饭之前，你可以喝一点热水，让肠胃有个准备的时间；另外，在吃饭的时候，一定要细嚼慢咽，把食物嚼得烂一点。第一步工作做好了，后面的工作就会简单很多，你肚子里的器官工作起来也会轻松一点。

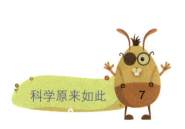

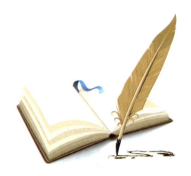

保护牙齿更健康

◎ 晚上睡觉前，智智仍趴在电脑桌前看动漫，妈妈看到后着急地催促智智去刷牙洗漱。

◎ 智智有点不耐烦，一边专心致志地看着电脑屏幕，一边用手托着脸颊回答道。

◎ 妈妈看到智智仍然坐着不动，便走进来站在智智身边对他讲起道理来。

◎ 智智听了妈妈深刻的讲解后，点了点头，并关了电脑转身去刷牙洗漱。

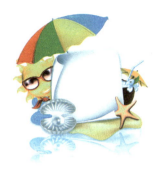

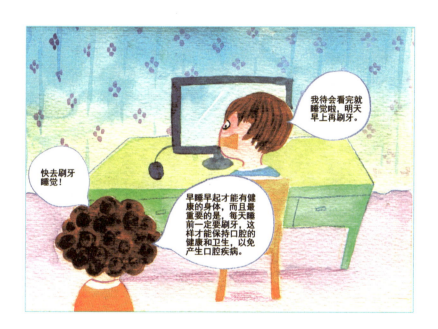

为什么我们要每天坚持刷牙洗漱呢？

口腔是我们每天进食的第一个通道口，同时它也是人体消化功能的开始部分。人体的口腔主要由嘴唇、牙齿、舌头、上颚、下颚等器官构成，每个器官都担当着各自极为明确的分工，在它们的集体协作之下，我们每天食用的食物才能够顺利地开始这场消化之旅。

　　牙齿是人体口腔内最为重要的一个组成部分，它呈白色，十分坚硬，这使得它能够帮助我们咬碎各种食物，以便后续器官更好地对食物进行分解和吸收。

　　我们之所以要每天坚持刷牙，主要有以下两个方面的原因：

　　一方面，从口腔健康角度而言，人体的牙齿每天要帮助我们咀嚼种类繁多的食物，再加上牙齿本身并不是密不透风的，牙齿与牙齿间有很多细小的缝隙，因此在咀嚼食物的过程中，那些被牙齿咬碎的食物残渣

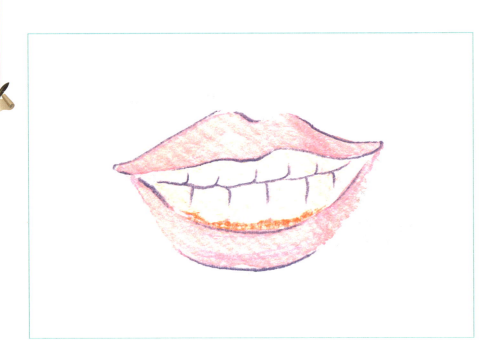

就极有可能依附在牙齿表面或者牙齿的缝隙间，如果我们不能及时将这些残渣剔除，日积月累下来，我们的牙齿便会被厚重的食物残渣所覆盖，这对我们的牙齿和口腔健康是非常不利的，因此我们每天都要坚持刷牙，以便及时将这些残渣驱除。除此之外，牙齿并不是无坚不摧的，

它也需要不断地补充营养，比如钙质等，因此每天坚持刷牙，可以帮助我们的牙齿及时吸收蕴含在牙膏中的各种营养，这样牙齿才会更加坚固。

另一方面，从牙齿美观的角度而言，我们的牙齿一开始呈白色，但经过长年累月的进食所产生的食物残渣等，牙齿的颜色会逐渐变黄，对于这一状况，我们应该采用的最有效、最健康的解决方式，便是坚持每天刷牙，养成良好的刷牙习惯，这样才会重新拥有一口亮白的牙齿。尤其是现在这个注重仪容的社会，一口亮白的牙齿更能够吸引别人的注意力，更是对别人的尊重。

如果不坚持每天刷牙洗漱，会产生什么严重的后果？

每天坚持刷牙洗漱的目的在于维持一个健康卫生的口腔环境，同时这也是人类身体健康的一个重要组成部分。如果我们不能很好地坚持每天刷牙洗漱的习惯，会导致很严重的后果，最直接的便是口腔疾病的产生：比如牙龈出血，口气难闻等，更严重的便是牙齿出现坏损甚至脱落。

可能大家心里会这样想：牙龈出血的话，我们可以向医生寻求帮助，服用药物来医治它；口气难闻的话，我们可以多吃点口香糖来保持口气清新；牙齿坏掉或者脱落的话，它还会再长出来的，就算不长出来，我们还可以补牙等等。

这些看似可行的想法其实都是不理智、不科学的，面对一个问题，与其绞尽脑汁来想办法解决它，不如冷静下来从源头上阻止问题产生的各种可能性。因此，要想避免口腔疾病的发生，我们就应该坚持每天刷牙，保持健康的口腔卫生环境。

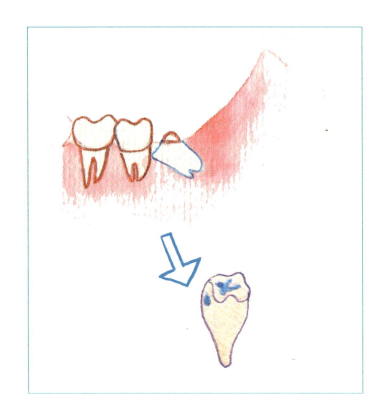

正确的刷牙方法是什么样子的，我们该注意些什么？

刷牙并不是一份简单的工作，这其中有着很多的细节需要我们去注意，稍有疏忽，可能我们每天坚持的刷牙都只能是"白用功"了，不能产生任何的实质性效果。

正确的刷牙方法主要有水平颤动刷牙法和旋转刷牙法，个人可以具体依据自己的习惯和特点来选择正确的刷牙方法。

除了掌握正确的刷牙方法外，我们还应该注意到这些与刷牙有关的小细节，比如牙刷与牙膏的选择、刷牙的次数和时间的选择、牙刷的清理和保养等。

　　对于牙刷和牙膏的选择，我们应该选择刷毛比较柔软的、有保健作用的牙刷；至于牙膏，要依据个人牙齿的具体情况而定，选择与自己牙齿状况相适应的牙膏，才能够起到清洁牙齿、保护牙齿的作用，千万不可以胡乱选用。

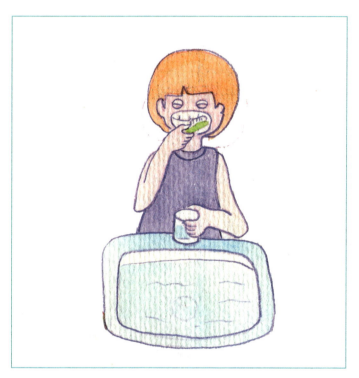

　　对于刷牙的时间和次数，我们要保证每天早晚两次刷牙，在此基础上还可以增加刷牙次数，每次的刷牙时间不用太久，但也不宜太短，一般保持在 3 ~ 5 分钟即可，而且刷牙力度也要适中。

　　最后是牙刷的清洁和保养，当我们刷牙结束后，应该用清水将牙刷上残留的牙膏冲洗干净，并将刷头放在上边，以便其能够经过通风后保持干净。一般一支牙刷的平均使用寿命保持在 1 ~ 3 个月，因此我们要

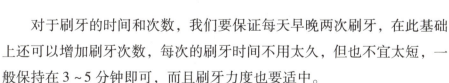

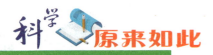
及时恰当地更换牙刷，这样才能更好地维持我们口腔内部的卫生和健康。

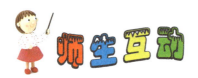小链接

　　虽然我们的牙齿看似很坚固，有种无坚不摧的感觉，但实际上，它们也是很脆弱的。比如有时候我们过度地食用冰冷、辛辣或者酸爽的食物，就会对我们的牙齿造成十分严重的刺激作用，甚至产生口腔疾病。因此我们在日常生活中，要坚持健康的用牙习惯，注意饮食规律，最为重要的便是每天坚持刷牙，这可是我们身体内各个器官顺利进行消化工作的重要一步。

师生互动

　　学生：老师，除了每天坚持刷牙外，我们还可以采取什么方法来保护我们的牙齿健康？

　　老师：除了坚持良好的刷牙习惯外，我们还可以定期去医院做口腔检查，以便更好地了解我们的牙齿健康状况；还可以定期进行洗牙，更全面彻底地清除我们牙齿上的污垢，营造健康干净的口腔环境。当然最重要的，还是要从个人自身做起，养成健康而又卫生的用牙习惯。

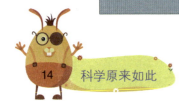

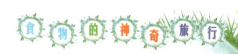
尝尽百味的舌头

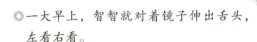

◎一大早上，智智就对着镜子伸出舌头，
左看右看。
◎妈妈看见了智智反常的举动，十分
好奇。
◎智智一边照着镜子，一边看着妈妈。
◎妈妈走到智智旁边，看了看，笑了。

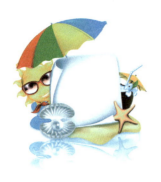

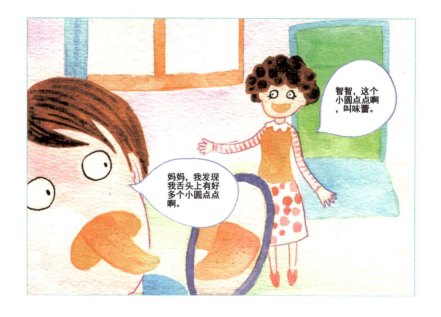

为什么舌头能够品尝出各种各样不同的味道呢？

　　我们每天都会吃好多好多美味的食物，酸的、甜的、苦的和咸的，这些味道有的是小朋友们的最爱，比如甜的，我们的奶油蛋糕、巧克力、糖果吃起来都是甜甜的，好像吃了这些食物，我们的心情就会变化似的。但有些味道却是我们碰见了就想逃得远远的，比如说苦的，我们生病时要吃的药片就总是苦苦的，这种味道别提喜欢，就连咽下去也是件难事。

说了这么多，有没有人知道为什么我们能够品尝到这么多不同的、好吃的难吃的味道呢？这就要问问我们的舌头啦！

我们之所以可以品尝出这么好的味道，完全要归功于舌头上的味觉感受器——味蕾，味蕾长在我们舌头的表面上，圆圆的，像还没绽放的花骨朵一样，就是这些"小花苞"让我们知道了味道的存在。

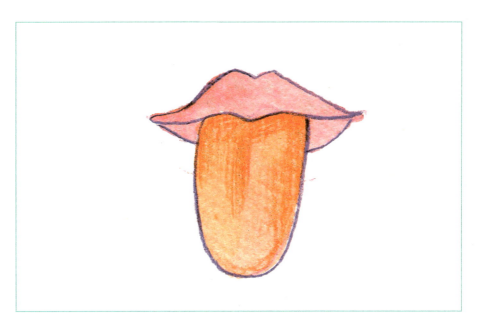

不知道大家有没有发现，在我们舌头的不同部位，品尝到的味道也是不同的呢？最能感受甜味的地方是舌尖，最能感受苦味的地方是舌根，最能感受酸味的地方是舌头两侧的后边，而最能感受咸味的则是舌头两侧的前端。不同的味道给身体暗示的信号也是不同的，比如吃到甜食的时候，就好像有一股能量正流进我们体内一样；吃到苦味东西的时候，我们的感觉就好像是要受到什么坏东西危害一样。

所以，如果我们以后因为生病不得不吃那些苦苦的药片时，可以试试这种方法哦！就像我上面提到的，感受苦味的味蕾主要分布在舌根的地方，既然这样的话，我们只要在吃药的时候尽量避开舌根，品尝到的苦味不就大大减少了嘛！良药苦口，既然我们不能选择不吃，那就用刚刚学习到的关于味蕾的知识来减轻我们的负担吧！

舌头除了品尝味道还有什么作用呢？

不知道小朋友们有没有发现，在我们吃东西的时候，不只是牙齿在不停地运动，就连我们的舌头也没有一刻休息过。所以舌头除了我们最常用的品尝味道的功能外，还有很多奇妙的作用等着我们去探索。

在我们呱呱坠地，还是婴儿的那一刻起，母亲就用她甘甜的乳汁哺育我们成长，这个时候的我们还没有牙齿，并不会咀嚼食物，但此时舌头就已经开始帮助我们进食了，正是因为舌头的存在，我们才能出色地完成吮吸的动作，才能将甘甜的乳汁转化为小小身体的能量。

慢慢地，我们长大了，可以靠自己的力量嚼固体的食物了，这个时候舌头就扮演了一个搅拌器的角色，它帮助我们将口腔中的食物变成更小的颗粒，更加均匀地混合在一起，有利于身体对营养元素的吸收。不但如此，我们的吞咽动作也是在舌头的帮助下完成的。所以不论我们干什么，舌头都是一个勤劳的工人，在我们的口腔中一刻也不停歇呢！

不仅如此，舌头上的舌苔还可以反应我们身体的健康状况哦！比如，一个宝宝的舌苔如果是白白的、有点厚的话，那他最近的食欲可能并不是很好，或者是有些轻微的消化不良所致。遇到这样的情况，不要着急，可以给宝宝服用一些开胃的中成药，好好调理就又恢复成那个蹦

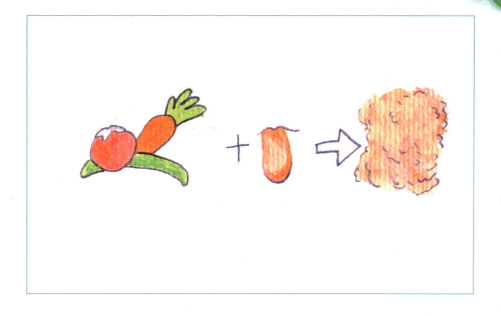

蹦跳跳的快乐小精灵啦！

　　舌苔的活动也是很频繁的，在我们感冒发烧一段时间之后，对着镜子，伸出舌头仔细看看就会发现：舌头的颜色是深红色的，而且舌苔跟平时相比较会显得较少，这都是由于我们身体虚弱导致的，只要吃一些清热滋阴的中药就可以缓解或消除这种症状了。所以，时刻关注我们舌苔的状态，也可以让我们对自己的健康状况更加了解哦！

怎么做才能让我们的舌头更健康呢？

　　既然医生可以通过舌头各个部分的不同变化，来判断其身体健康状态以及各种内脏器官的健康状态，那么这种关系反过来是否还能成立呢？也就是说我们能不能通过锻炼，使舌头保持健康，从而加强身体其他部位的各种功能，减少病变，以达到强身健体的效果呢？答案是可以的！

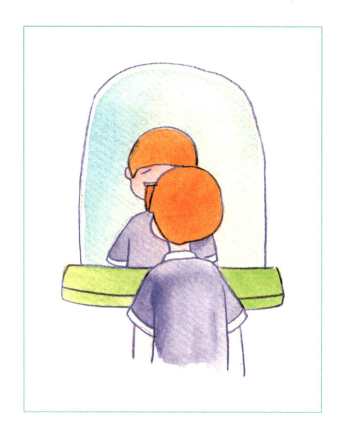

经常张开嘴巴，进行舌头的伸缩运动，或是把舌头伸到嘴巴外面左右地摇摆数次，或是用鼻子吸气之后，张开嘴巴把舌头伸出的同时呼气……这样的小活动都可以起到锻炼舌头的效果。当舌头得到了充分锻炼的同时，我们的味蕾也就得到了锻炼，可以延缓味蕾的衰老，如果把我们的口腔看成是一个小的整体的环境，那么经常运动舌头就可以有效地减少这个小整体的疾病的产生，那我们就可以吃更多的好吃的食物，又不担心生病的问题啦！

其实舌头的健康状态不仅仅会影响口腔内部的健康，还会影响或进一步反映身体内部脏器的健康，也就是说如果我们的爷爷奶奶也经常运

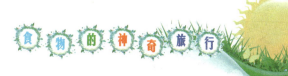
动舌头的话，还可以预防老年痴呆症、缓解耳鸣、高血压等疾病，是不是突然想把这套锻炼舌头的方法讲给爷爷奶奶听了呢？事不宜迟，赶快行动吧！

小链接

不知道大家有没有过这种感觉，在吃了很咸的东西之后，舌头感觉麻麻的，对味道变得不是那么敏感了。这是因为大量使用过咸的食物使味蕾的反应变得迟钝了，如果长期使用重口味的食物，会造成味觉的失灵，所以为了保护好我们的味觉，要多吃些清淡的食物哦！

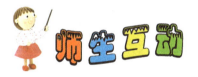

学生：老师，口腔溃疡应该怎么办呢？

老师：口腔溃疡的时候要多吃些新鲜的蔬菜、水果，即是补充体内缺乏的维生素，并且多去室外活动，多接触新鲜空气，给口腔一个好的、清新的环境，这样就可以缓解、消除口腔溃疡的情况啦。

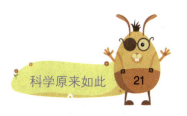

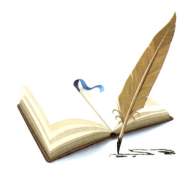

三对唾液腺的作用

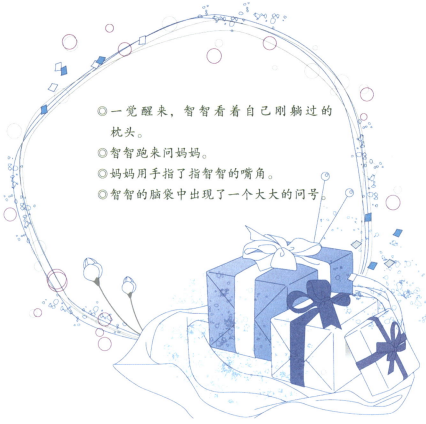

◎一觉醒来，智智看着自己刚躺过的枕头。

◎智智跑来问妈妈。

◎妈妈用手指了指智智的嘴角。

◎智智的脑袋中出现了一个大大的问号

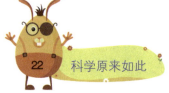

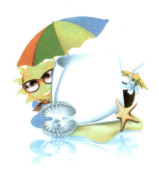

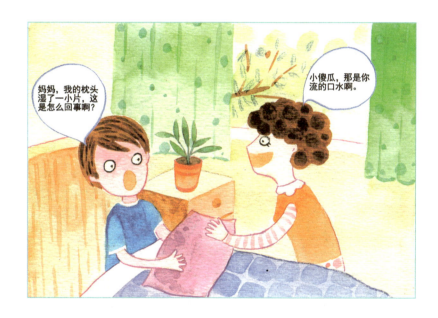

什么是唾液腺呢？

在我们口腔运动的同时，总会在不知不觉中产生一种液体，相信看到这句话的小朋友们也开始跃跃欲试地活动你们的小嘴巴了，那你们肯定就会知道我说的这种液体是什么，爸爸妈妈喜欢管它叫口水，但是它还有个大名——唾液。在我们的印象中，这些唾液总是会神秘地、凭空地出现，其实并不是这样的，我们的口腔中有专门负责分泌唾液的腺体，我们称它们为唾液腺。人类一共有三对主要的唾液腺——腮腺、颌下腺和舌下腺。

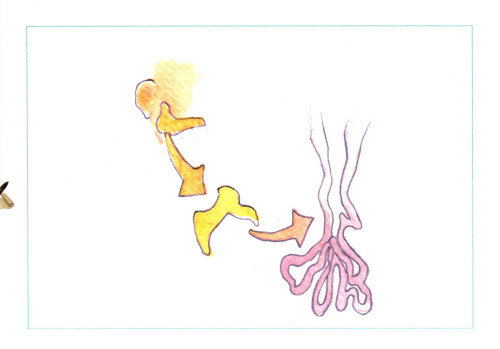

这三对唾液腺每天能给我们分泌 1~1.5L 唾液，这对维持我们的身体健康有着很重要的作用。口腔内除了唾液腺之外，还有其他许多可以分泌黏液的小黏液腺，在我们享受食物的同时，这些黏液就会和唾液混合在一起，共同组成口腔内的初步消化液。

唾液中之所以可以起到消化作用，是由于唾液中存在一种叫"淀粉酶"的东西，这种物质可以帮助人体分解食物中的淀粉，它将食物中的淀粉分解为糖，这些糖就是我们吃东西时感觉到的甜味。在人的唾液中，水的成分占了 99%，也就是说唾液中的水和小黏液腺分泌的黏液混合在一起，不仅可以润滑口腔内部环境，还可以起到辅助消化的作用。

　　试想一下，如果我们的唾液腺停止工作，哪怕就只是罢工一天，那代价也不是我们能够承受得起的，没有唾液的帮助，我们的嘴巴就会变得干干的，一点水分也没有，吃进来的饼干没有唾液的润湿，下咽会变得十分困难，如果真的有那么一天，我们甚至连说话可能都会变得非常困难！

唾液的多重 "人格"

　　其实唾液除了主要的消化功能以外，还有很多其他的作用，只要我们带着一双善于发现的眼睛，就可以发现唾液对我们的帮助真的是无处不在！唾液中的淀粉酶可以帮助我们消化食物；唾液中的水分可以帮助我们润滑口腔和搅拌食物，也为我们完成吞咽和说话等动作提供辅助作用；唾液中还含有溶菌酶，在一定程度上可以帮助我们杀死细菌，起到抗菌的作用；唾液所呈现的液体、易流动的形态可以冲刷掉舌头味蕾上那些微小的食物残渣，这样就等于给味蕾洗了个小澡，味蕾变得干干净净了以后，我们才可以品尝到更多美味的食物的味道。看，只是简简单单的几句话就可以看出唾液竟然有这么多神奇的功效，接下来就是见证奇迹的时刻——唾液还有美容的作用！

　　唾液之所以可以起到美容的作用，是由于唾液中含有很多补充皮肤营养的物质，而且唾液没有毒副作用，再加上唾液还有消毒、杀菌的功效，所以能减少皮肤生病的几率。有一种方法是这样的：每天早晨和晚上各一次，在把脸洗干净之后，取一些新鲜干净的唾液在手心上，双手摩擦生热一段时间后，再用手心按摩脸部，坚持一段时间之后就会发现皮肤特别的有光泽。

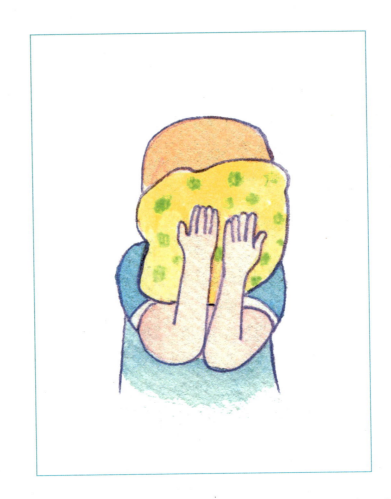

其实不只是我们的唾液具有杀菌消毒的功效，小动物们也是一样的！不知道小朋友们有没有看见过有些受伤的小动物总是喜欢舔舐自己的伤口，其实这是小动物的自救行为，因为唾液可以消毒杀菌，那么唾液就可以避免它们的伤口发炎、感染，不仅如此，有时候唾液还会帮助伤口愈合呢！

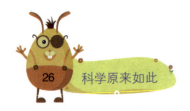

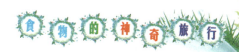

为什么有的人睡觉会流口水呢？

在我们的日常生活中，经常有人一觉醒来，发现枕头湿湿的，而且只有一小片，又不是眼泪，那是什么呢？没错，就是口水。

其实睡觉流口水是由很多种原因造成的。比如口腔不卫生：我们口腔的温度和湿度都是刚刚好的状态，不高也不低，但这种舒适的环境并

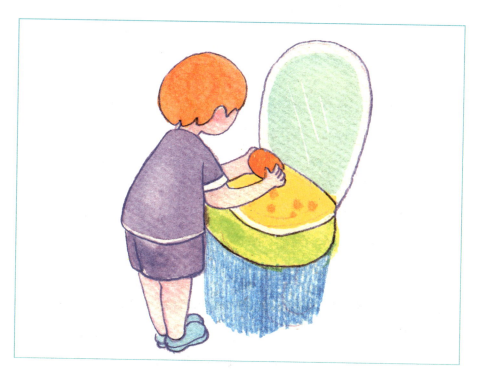

不只是对我们而言，对于细菌们来说口腔也是一个适于生长、繁殖的最佳场所，如果我们口腔清洁的工作没做好的话，就会导致细菌的大量滋生，长此以往就会导致牙周病和龋齿的发生，从而造成睡觉流口水的情况。

另外，我们也可以从睡觉时流出的口水的状态来判断成因。如果我们睡觉流出的口水是咸咸的，枕头上的痕迹是淡黄色的话，那么很可能是由于口腔内部卫生不良所导致的睡觉流口水。

当我们不注意口腔卫生的话，就会有很多食物的残渣堆积在牙齿周围，如果这些残渣没有得到及时的清理，时间久了就会形成牙石，然后就会使牙龈发炎、出血。睡觉流口水不仅跟自己的健康状态有关，还会影响自己的精神面貌呢！

设想一下，如果你在公车上看见一个一边睡觉还一边流口水的人，你会怎么想？我相信大多数人都会觉得这样的人又难看又没礼貌，既然睡觉流口水是个这么严重的问题，那么我们应该怎样做才能避免这种情况的发生呢？

答案很简单，我们应该针对成因来寻求解决办法，也就是说解决口腔卫生问题是很关键的一步，我们一定要养成早晚刷牙的好习惯，时时刻刻注意口腔的卫生，餐后漱口来减少食物残渣的残留。如果出现牙石，则去专业的医院将其去除，再多注意一下维生素的补充，减少牙龈发炎情况的产生。睡觉流口水的小朋友们不要着急、不要害怕，只要我们时时刻刻保护好口腔的清洁，睡觉的时候就不会流口水啦！

小链接

唾液并不是在所有事情上都扮演正面角色，有时唾液也会做一些坏事。比如说，在流感、非典盛行的时候，唾液也是一个非常危险的疾病传播途径。因为在人的唾液中就携带着致病菌的病原体，此时的唾液就是一个传播疾病的载体，所以我们要从多个角度看事物。

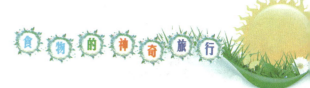
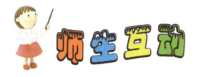

学生：老师，为什么我有的时候吃没加糖的馒头感觉是甜甜的呢？

老师：唾液中含有大量可以分解淀粉的淀粉酶，它将淀粉分解成糖类，而我们平时吃的馒头里面就有很多淀粉，虽然最开始放进嘴里的时候是没有味道的，但是细细地咀嚼、品尝之后，唾液与淀粉充分反应之后就会神奇地发现馒头变甜了！

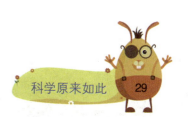

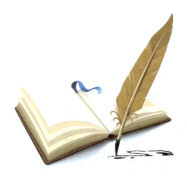

食物的消化通道——食管

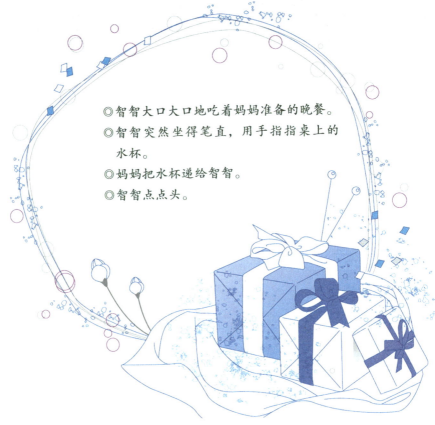

◎ 智智大口大口地吃着妈妈准备的晚餐。

◎ 智智突然坐得笔直，用手指指桌上的水杯。

◎ 妈妈把水杯递给智智。

◎ 智智点点头。

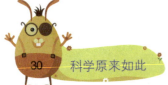

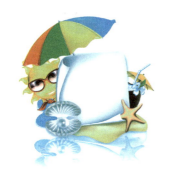

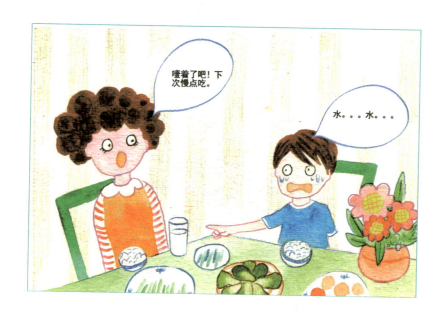

为什么食管可以运输食物呢？

有没有人知道我们咽下去的食物接下来到了哪里啊？胃？不是。肚子？不是。那究竟是哪里呢，让我来告诉你吧——食管，没错，我们咽下去的东西并没有立刻到达胃部，而是在那之前先经过了食管。

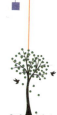

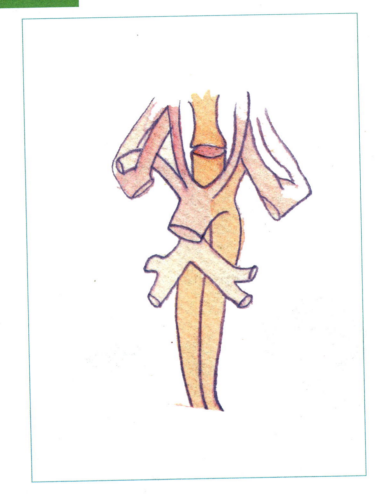

　　当我们让食物经过吞咽这个过程，使它到达食管的上端的时候，食管肌肉就会感受到我们咽下去的食团的存在，然后食管肌肉就会发生一系列波状的伸缩动作，食管的工作就像是传送带一样，将食物从我们的咽部传送到胃部。

　　相信看过动物世界的小朋友应该都看过这样一种鸟，它们通常都生活在海边，靠捕食海鱼为生，这些鸟都会有一个共同的特点，就是在它们的嘴巴下面总会有一个大大的"袋子"，它们总是将抓到的鱼咽到这

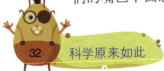

个袋子里面贮存着，这个"袋子"就叫做嗉囊，而嗉囊就是由食管发育进化而来的。

除了贮存食物之外，还有一些鸟妈妈用嗉囊把食物携带回巢，喂给在巢穴里苦苦等待粮食的小鸟们吃。

食管运送不同状态的食物时的速度也是不同的，通常情况下，液体的流速是最快的，半固体（糊状）的食物次之，而固体的东西被食管传递的速度是最慢的。而且人在不同的状态、姿势下的食物运输速度也是不同的，当人体平躺时，食管也是基本呈水平位置的，这时虽然食物所受的重力作用大大减少，但由于食管肌肉的存在，食物从咽部流送到胃部也是可以完成的，只不过速度会变得稍慢一些，不然还真不知道人躺着的时候，还能不能吃下去东西？

为什么吃进去的食物没有流回口腔呢？

我们每天都会吃进去很多食物，有固体的蛋糕、液体的牛奶，还有糊状的稀饭，不管它们是什么形态的，全都可以安安静静地躺在我们的胃里。好像还从没看见过哪个人刚吃得饱饱的，结果弯下腰系了个鞋带就把他刚刚吃的东西都吐了出来，那究竟是什么让我们吃进去的食物没有因为我们弯腰，平卧或其他身体前倾、向下的动作而流回到口腔中呢？

这其中的奥秘就在于食管上的"关口"——括约肌，食管的括约肌分为上括约肌和下括约肌，从这个名字上就可以知道它们之中的谁是守护食管健康运输的第一个关口了，没错，就是上括约肌。

由于我们的食管与气管的位置是非常相近的，如果吸气时不小心将气体吸入食管中，就会引起身体的不适，那么我们的身体是怎么避免这种情况发生的呢？答案就是上括约肌！上括约肌可以在我们吸气

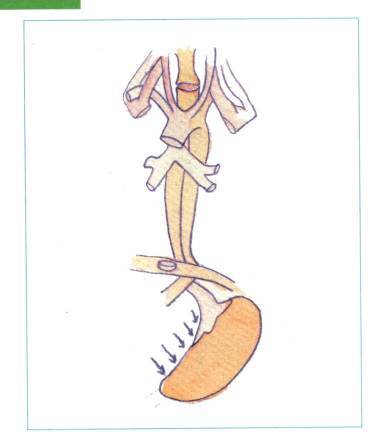

　　的时候将食管"关闭"，避免吸入的空气误入食管当中，这也就是为什么从小爸爸妈妈就会告诉我们，吃饭的时候尽量不要开口说话或大笑的原因。

　　因为当我们吃饭的时候开口说话或大笑的时候，就等于是在同时进行吞咽食物和呼吸这两个动作，由于吞咽和吸气中间相隔的时间间隙非常小，有的时候上括约肌还没来得及反应，就会导致将空气吸入食管中，搞不好的话还会肚子疼哦！

　　所以说食管上括约肌是我们食管的第一个防卫战士，接下来就轮到食管下括约肌来展示自己的威风了！食管下括约肌内部的压力是胃内部

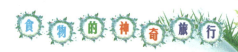

压力的好几倍，也就是说当食物有从胃中向食管流动的趋势的时候，食管下括约肌的内压就会将食物强行"挤"回胃里去，进一步避免食物的返流。正是因为食管括约肌的强大力量，才会让我们在弯腰系鞋带的时候不至于把吃进去的食物吐出来！

怎么保护食管呢？

我们的食管大约只有 40cm 长，但是它却总是在默默辛勤地工作。虽然我们看不见它是怎样运转、怎样工作的，但食管的工作量无疑是非常大的，根据粗略地计算一下，在人的一生中，食管大约要运输 20 多

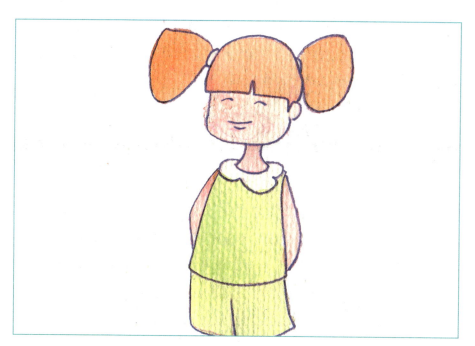

吨的食物！这是多么庞大的数字啊，由此可见我们的食管日常工作得多么辛苦。如果我们把食管保护得不好的话，它就会生病，甚至还会引发

食道癌的病变产生！所以保护好食管对身体健康是很重要的。

食管的上皮是鳞状的，这样就可以有效地减少食物对食管壁的磨损，但毕竟这种食管自带的"耐磨"特效的程度还是有限的，所以为了保护食管的健康安全，我们吃东西的时候一定要细嚼慢咽，这样就可以将食物中一些硬的、可能对食管壁造成伤害的成分磨碎，使食团变得光滑，大大减少它的伤害指数。同时，也不要吃一些过烫的食物，不要大量地饮用过烈的酒，因为这些食物都会给食管黏膜带来不好的刺激，破坏其健康。所以东西太烫的时候，记得一定要等它不那么烫了再吃哦！

自我们出生以来，食管就带有自己的保护伞，它可以靠自己的力量来清除食管壁上的酸，可以自己对食管上皮的轻微损害进行自我修护，这就是为什么我们很少刻意去保护食管，但食管却依然能保持健康。但烟、酒却是这种自我保护的"杀手"，它会削弱食管的保护功能，所以为了健康着想，拒绝烟酒是很必要的！

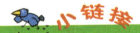

小链接

平常吃饭的时候总是会看见很多人吃饭吃得特别快，而且也不怎么嚼，其实这样对我们的食管是非常不好的，虽然食管有自我修复功能，但能力有限，如果我们总是不顾身体的极限，对一些伤害身体的事不以为然，可是会出大问题的！

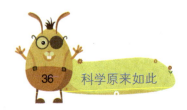

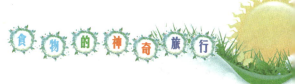
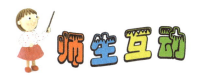

学生：食管到底在什么地方啊？

老师：食管就是连接咽喉与胃的器官，也就是说在消化系统工作的过程中，食管起着承上启下的功能，虽然食管并不能对食物进行消化，但能够将食物从咽部安全地送至胃部，也是一项非常重要的工作。

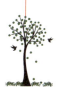

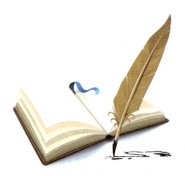

食物的加工厂——胃部

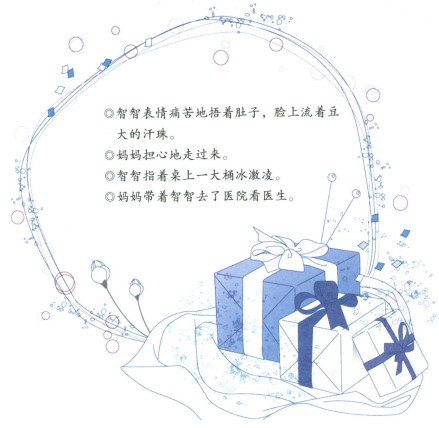

◎智智表情痛苦地捂着肚子，脸上流着豆大的汗珠。

◎妈妈担心地走过来。

◎智智指着桌上一大桶冰激凌。

◎妈妈带着智智去了医院看医生。

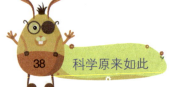

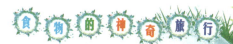
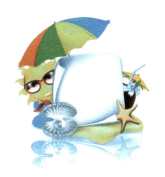

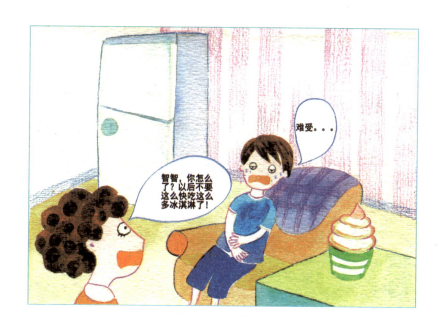

为什么胃可以消化各种各样的食物呢？

　　我们每天吃进去的食物都要经过消化吸收，对身体没用的东西就会被排出去，而对身体有用的东西就要吸收进来，贮藏在我们的身体中，以便在需要能量的时候可以及时补充。说到这，就不禁想要知道，我们

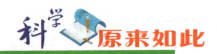

的身体是怎样消化吸收食物的呢？为什么一块一块的食物最后会变成能量的形式来让我们吸收呢？

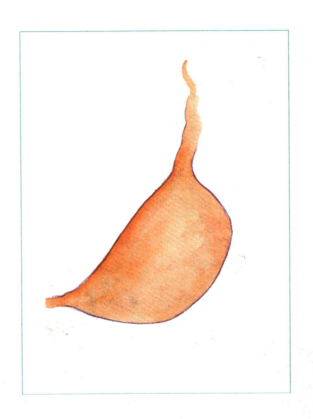

　　这些问题的答案就在于我们有一个功能神奇的胃。胃是人体最主要的消化器官之一，胃之所以能够消化食物，并将固体或液体的食物"拆分"成能量来供我们利用，是因为胃能够产生胃酸，胃酸是一种强酸性的液体，正是由于胃酸的酸性极强，也就是说胃酸的腐蚀性极强，再加上胃酸中有很多可以分解蛋白质的胃蛋白酶，食物才得以被消化成小分子产物。

　　那么既然胃酸有这么强大的消化作用，为什么我们的胃整天和胃酸待在一起，却还能完好无损呢？那是因为在胃的内表层有一层胃黏膜，可以保护胃免受胃酸的伤害，而且胃酸中除了有消化蛋白质的胃蛋白酶和促进消化的盐酸之外，还有一种黏液，这种黏液可以保护胃黏膜不受胃酸的影响。正是因为这样，我们才可以放心地吃美味的食物，而不用担心胃会被自己的胃酸"烧"出一个大洞来。

大家想不想知道，为什么我们有的时候吃了比平常多好多的食物，胃还是能够正常的工作呢？那是因为我们的胃就像一个布袋一样，而这个布袋是有弹性的，当我们吃的东西变少时，胃就会收缩；当我们吃的东西变多的时候，胃就会扩张。不仅如此，在我们胃的内壁上有很多像小山丘一样的黏膜，这些黏膜是凹凸不平的，也就是说，当食物充满整个胃时，这些小山丘就会被食物扩展，让胃和食物可以有更大的接触面积，这样食物就可以被更完全地消化啦！

什么是胃的天敌呢？

现在有胃病的人越来越多了，而且发生胃病的人群逐渐变得年轻化，也就是说，正在有越来越多的年轻人，不顾身体健康的考虑，选择对身体不利的生活习惯，最后导致胃病的形成。

专家说过，胃是一个比较敏感的消化器官，它受人精神生活压力的影响是非常巨大的。不知道大家有没有试过，如果吃饭的时候心情愉悦的话，好像这顿饭吃得特别香、特别舒坦；但是如果吃饭的时候突然想起了什么不开心的事，就会马上没有食欲；如果饭吃到一半的时候突然生气，胃的反应是非常强烈的，就好像食物全都堵在一个地方，下不去了一样。所以精神压力是胃的一个非常强大的天地，如果想要爱惜我们的胃，就要时时刻刻保持一个乐观积极的生活态度，让你的胃也感受到你的好心情！

再说说胃在食物方面的天敌——刺激性食物。刺激性食物的分布范

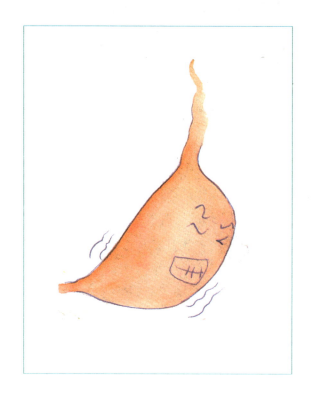

围很广泛，只要是能对胃产生不良反应，且本身存在刺激性因素的食物，我们都可以称之为"刺激性食物"，比如说辣的、酸的、冰的、硬的等等，虽然这其中的有些食物是我们的最爱，比如说酸的酸奶、辣的火锅、冰的冰激凌……如果让我们从此远离这些食物，那食物简直就没有味道！所以我们要做的不是不吃，而是少吃，不要过量地吃。不如这样想，每次少吃一点还会有想要回味的感觉，这样不也很好吗？

应该多吃什么食物来保护我们的胃？

土豆是家庭中的常见菜，也是很多人的最爱，有些西方国家甚至把土豆当作他们的主食，可见土豆肯定是有一定的真本事才能被人们如此

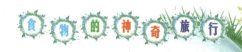

喜爱的啊！土豆的"品性"温和，不但对我们的胃没有刺激，相反还会保养我们的胃，土豆可以中和掉胃中多余的胃酸，还可以缓解、治疗消化不良的症状，不仅如此，一些慢性胃痛也可以通过吃土豆得以缓和，这么看来，土豆还真是个宝贝呢！

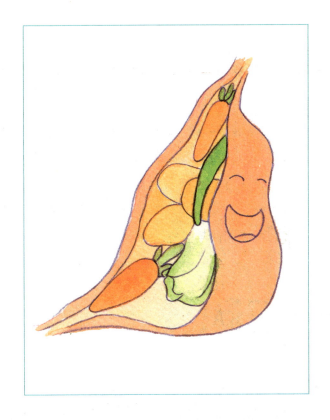

不知道大家有没有发现萝卜和人参长得有几分相似呢？其实萝卜在民间还真有一个小名，叫"小人参"，这可不只是因为它的外表和人参长得像哦！其实萝卜在功效上也和人参一样，有很多可以强身健体的功能。萝卜又能消食，又能顺气，而且常吃萝卜还可以降低血脂，这点可是对爷爷奶奶的身体非常有好处的哦！

"百菜不如白菜"。白菜在我们的饭桌上也是常客，价格便宜又美味，但白菜可不是因为价格便宜才比其他蔬菜强大的哦！白菜，可以说是冬天最补身体的蔬菜之一了，而且随着现代科学的进步，许多科学家也将研究眼光转到了白菜的身上，研究结果表明白菜不但有营养，还有一定的药用价值，看来白菜可以堪称"长得好、价格好、功效好"的"三好"蔬菜啦！

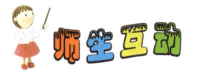

小链接

现在很多上班族和学生为了早上不迟到，都有了不吃早饭的习惯，其实这种习惯是非常不好的。不吃早饭，就相当于在一天的开始时身体没有营养摄入，那么人的这一整天都会打不起精神，不但如此，不吃早饭还会伤害肠胃，所以不如早起5分钟，享受一顿有营养的早餐吧！

师生互动

学生：老师，吃撑了可不可以立刻睡觉啊？

老师：不可以！如果吃得过饱的话，胃的负担太重，很容易会造成消化不良，而且躺着的状态会使胃消化的动力不足，想象一下，当你的胃正在努力地消化食物时，你却在扯它的后腿，这样对身体是非常不好的。

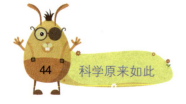

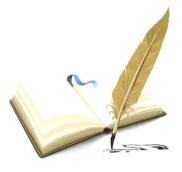

食物的清洁机——肝脏

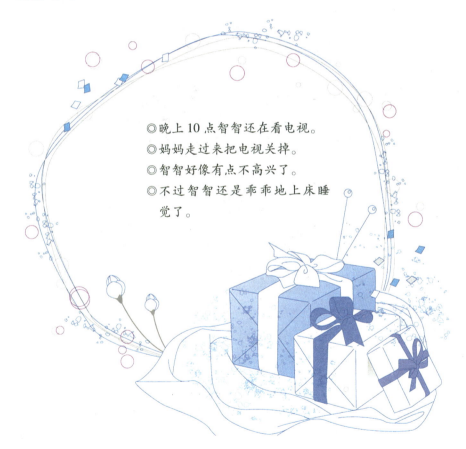

◎晚上 10 点智智还在看电视。

◎妈妈走过来把电视关掉。

◎智智好像有点不高兴了。

◎不过智智还是乖乖地上床睡觉了。

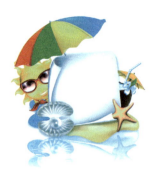

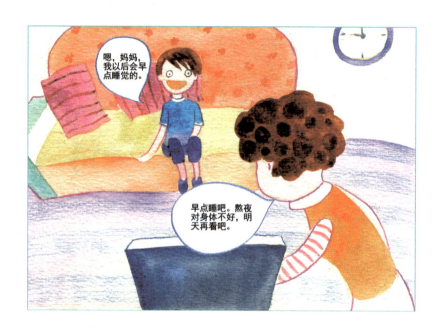

为什么我们要保护好我们的肝脏呢？

在我们每天吃进去的食物中难免会有残留的农药、激素等对人体有害的毒素，可是为什么我们吃了那么多有毒的东西，身体却还是可以健健康康地照常运行呢？答案就是，在我们的身体里有一个解毒大师，它可以帮助我们减少血液中的毒素，让我们维持正常的生命活动，它就是肝脏。

　　肝脏是我们身体代谢中一个非常重要的器官，每个人肝脏的大小都不同，平均下来差不多1.5公斤，虽然这个数字看上去不大，但它可是我们消化系统中最大的消化腺啦！

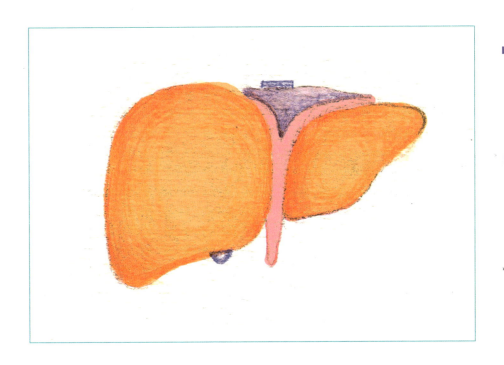

　　肝脏还具有解毒的作用，但是肝脏的解毒与我们想象中的并不一样，肝脏的解毒方式并不是封闭的，也就说它不是把有毒素的血液关在里面，等其中的毒素全都解除干净了，再把血液放出来的。肝脏解毒是一个相对开放的解毒方式，也就是血液在经过肝脏的时候，可以一边流动，一边被解除毒素。不过也正是由于这种开放式的解毒，使得血液中的毒素并不能被完全解除，也就是说肝脏解毒的能力还是有限的，不过，虽然毒素解不完，但这样的程度还是可以足够维持我们正常的生命

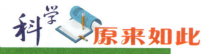

活动的！

如果我们不好好保护肝脏，会怎么样呢？

如果我们经常熬夜、喝酒、服药的话，肝脏就得不到正常的休息，而且这个时候体内的毒素也比平时多得多，所以肝脏不但没有得到休息，反倒还增加了工作压力。长期下去，肝功能会受到严重损害，就会导致体内毒素的大量残留，就会使肝功能更加下降……便会进入这样一个恶性循环中去。

我们身体中的血液得以完整循环还要归功于一个重要的结构——毛细血管。听着这个名字就知道是那种很细的血管，没错！的确很细，但是究竟细到什么程度呢？这样说吧，在显微镜底下才可以真正地看清它的样子，它的直径只能容许一个很小很小的血细胞通过。相信大家都听过血细胞，那是一种用肉眼都无法识别的东西，由此可见我们的毛细血管有多细啦！

其实毛细血管的"细"只是一种表象，很多人都认为这么细的东西用处肯定也不大。如果你也这么想，那就大错错了！毛细血管"细"是不假，但关键是它遍布我们身体的各个角落，所以如果只是少量的毛细血管出了问题，可能对于我们来说并不是什么大问题，但是如果大量的毛细血管都出了问题，那么我们的身体也就会出大问题了！

可这一切与我们的肝脏又有什么关系呢？就猜到你会这样问。当我们有不好的生活习惯时，比如抽烟、喝酒、熬夜等等，当这些影响到了肝脏的正常工作，使肝功能受到损害的话，那么肝脏就不能为我们的身体充分地解毒，那么这些毒素就会滞留在血液当中，参与血循环过程，就会经过毛细血管。而我们上面又提到毛细血管非常细，所以这些没有被解除的毒素有可能会使毛细血管堵住，就像在生活中我们看见马路上

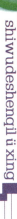

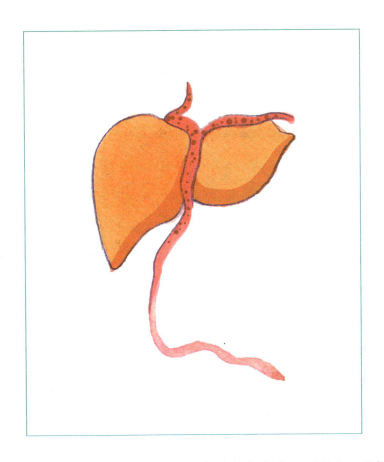

堵车一样，如果堵塞严重的话，这整条路就会瘫痪。而现在，我们的毛细血管就是好比是这一整条路，而毒素就好比是造成堵塞的车子，如果我们太多的毛细血管都堵塞的话，后果可是不堪设想的！

为什么气大伤肝呢？

我们常常可以听见一句话"气大伤身"，其实这句话除了能够起到安慰作用之外，也蕴含了一些养生的知识。每个人生气时的表现都是不一样的，有的人头晕，有的人高血压，甚至有的人会气到吐血……但不

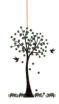

论是上面情况的哪一种，都会对身体造成不可逆转的损害是可以确定的。因为在我们生气的时候会使血液随肝气的上逆而上逆，这种上逆会使肝功能受到损伤。所以医生们都会嘱咐肝脏不好的病人要少生气，最好不要生气。

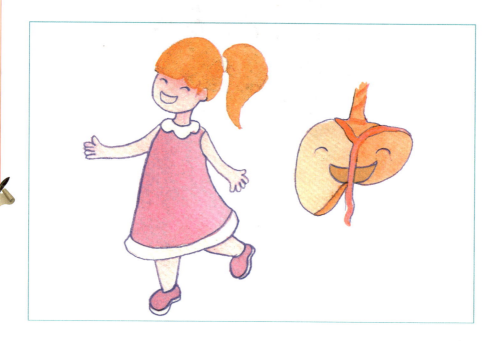

要知道生气是一件非常不值得的事情，我们生气的时候，非但别人并不会因为我们心情不好而改变什么，而且我们的身体也受到了损害。所以每天开开心心的，这样不仅可以给身边的人带来快乐，还可以让自己的身体更加健康，何乐而不为呢？

除了保持心情的愉快之外，我们还可以通过一些食物来达到养肝的目的。脾气是个很奇怪的东西，有的生气并不是因为某个人或是某件事，可能只是单纯地因为自己的心情烦躁，看什么都会有不痛快的感觉，这种情况下就会特别容易引起愤怒，这样的事在夏天是最常见的。如果遇到上面那种情况，可以通过吃一些苦的食物来达到清热解毒的目

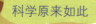

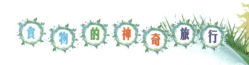

的，比如苦瓜，还可以冲泡苦丁茶来消除疲劳，当然西瓜、西红柿也是消暑解热的良品，只要多吃这些食物、少生气，尽量时时刻刻都保持愉快的心情，我们的肝脏就一定会健健康康的！

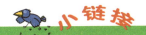

如果想要养肝的话，切忌熬夜，熬夜是非常伤肝的，相信熬过夜的人都感觉得到，在熬过夜以后，会感觉非常的疲倦，好像整个人都憔悴了许多，而且熬过夜后，肝火会变得很旺，肝火旺的时候，人的脾气就会不好，脾气不好就容易伤肝……这样的恶性循环对肝的伤害是很严重的！

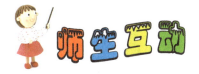

学生：老师，熬夜之后，白天再把觉睡回来是不是就没事啦？

老师：那样也只是把睡觉的时间补回来了，但是对身体的损害已经造成了。晚上睡觉不只是给大脑一个休息的时间，同时也是给身体其他内脏的一个休息调整的时间，在你睡觉的时候，你的身体正在进行修复，而白天已经错过了身体修复的生物钟，所以熬夜补觉对身体还是有害的。

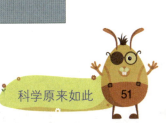

科学原来如此

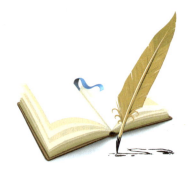

胆囊里的秘密

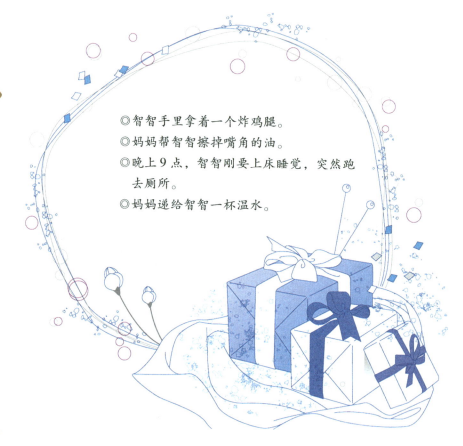

◎智智手里拿着一个炸鸡腿。

◎妈妈帮智智擦掉嘴角的油。

◎晚上9点，智智刚要上床睡觉，突然跑去厕所。

◎妈妈递给智智一杯温水。

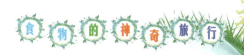
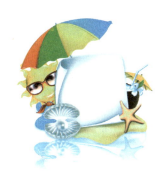

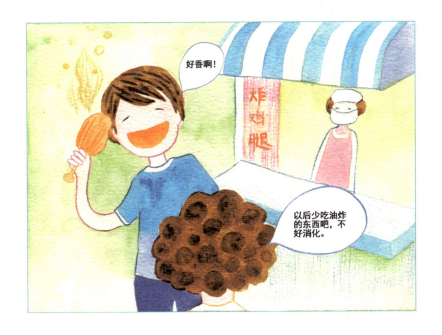

胆囊整天在我们的身体里做些什么呢？

当我们看到"胆囊"这个名词的时候，总会不经意想：为什么这个器官叫胆囊呢？难道它和我们的胆子有关吗？好像听别人说话，做过胆切除手术的人胆子就会变小了，难道这也是真的吗？

当然不是啦！上面那些关于胆囊与胆量大小关系的话是没有丝毫的科学根据的。那既然胆囊不是用来控制我们的胆量的，那它是用来干什么的呢？

在我们的身体中有一种可以帮助促进脂肪消化与吸收的物质，叫做胆汁。听名字就知道"胆汁"肯定和"胆囊"有着某种关系，而事实也的确是这样的，但是需要我们注意的是，虽然胆汁和胆囊的名字相近，但胆汁并不是由胆囊产生的，胆囊只是储存胆汁的地方。所以我们不要轻易就被这两个淘气的名字给迷惑哦！

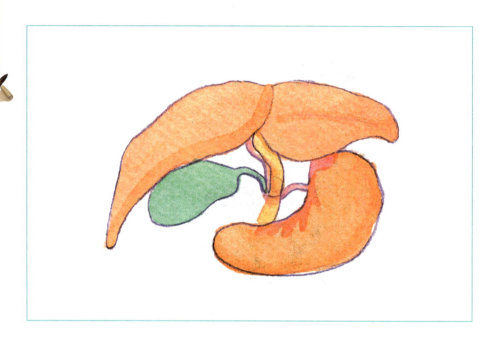

当然，胆囊除了储存胆汁以外还有其他的功能，比如分泌黏液，胆囊黏膜每天都要分泌黏液来保护胆道，避免胆道受到浓缩胆汁的侵蚀和损害。不知道大家有没有发现，好像在人体的每个消化器官中都会有个叫"黏液"的东西出现，这究竟是怎么回事呢？其实这其中的道理很简单的，设想一下，我们的身体中有那么多种可以把食物消化分解的消

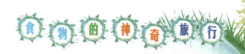

化液，我们每天吃的东西各种各样的，可尽管是这样都没有为难住我们的消化液，由此可见我们的消化液力量该有多强大啊！

也正是由于这样，我们才要好好保护我们的消化器官，想一想，那么多难消化的食物都没敌得过消化液强大的分解能力，就更别提我们的胃啊、胆囊了。所以我们要想个办法，怎样才能不让我们的消化器官受到消化液的威胁呢？消化器官都在体内，我们又没有办法直接给它们穿上一套战甲，这可怎么办才好呢？

放心吧，我们的身体已经为我们想好了问题的解决办法——黏液。因为黏液的密度是很大的，而且不容易被分解，这样一来，在消化器官的内壁上都包裹上一层黏液，不就可以轻轻松松解决我们担心的事情了吗！所以胆囊的这个分泌黏液的功能也是非常重要的。

为什么身体里的脂肪可以溶于水呢？

把一块肥肉放在水里它会溶化吗？不会。那为什么我们吃进去的肥肉啊、脂肪什么的最后就都能变成水溶性的，被我们当作营养吸收进来呢？因为我们的消化系统中存在一种神奇的东西，叫做胆汁，胆汁内含有胆盐和胆汁酸，而这两种东西在消化脂肪的过程中都能充当乳化剂的角色。

所谓的乳化剂，顾名思义，究竟是将我们食物中的脂肪成分通过乳化作用，使其变成更加微小的颗粒，这种颗粒会以液滴的形态分散到体内的水溶液场所中，这样就有利于胰脂肪酶对脂肪的分解作用啦！同时，胆汁中的胆汁酸也可以与食物中的脂肪酸作用形成水溶性物质，这样就能够更有利于促进营养物质的吸收了。同样的原理，有些维生素也是脂溶性的，胆汁对这些维生素的吸收也是有促进作用的。所以胆汁在脂肪被消化、分解和吸收的过程中是功不可没的！

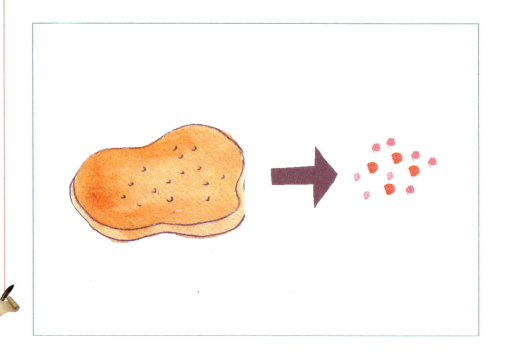

什么样的食物可以让我们的胆囊更健康呢？

胆囊是储存胆汁的场所，而胆汁是促进脂肪消化、吸收的重要物质，所以当胆囊的健康受到威胁时，胆汁就不能够正常地排出，这样脂肪的代谢就会形成障碍，严重时可造成脂肪痢。同时胆汁也可以刺激胃肠的蠕动，如果胆汁没有承担起其在食物消化中应尽的义务，那么就会造成肠胃的动力不足，运动消化能力减弱，造成消化不良、食物滞留。

当我们的身体出现消化不良、食物滞留这种问题的时候，我们吃的食物就没有办法被消化，食物一直停留在肠道中就会影响我们的食欲，食欲不佳就会影响我们身体的生长发育。因此我们应该多吃点于胆囊有利的食物来保护胆囊。

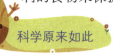

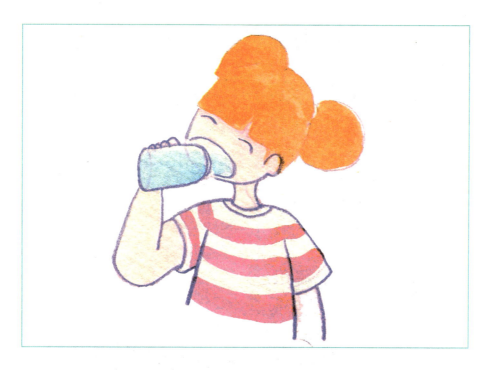

首先，我们一定要保证每天都喝到充足的水，营养专家建议的每天至少8杯水并不是没有道理的。如果我们每天喝的水太少的话，就会造成血液黏稠，胆汁分泌减少。血液黏稠会使整个人看起来没精神，郁郁寡欢，做什么都提不起劲来；而胆汁分泌减少的结果就是造成脂肪不能够被有效地分解和吸收，还会造成脂肪痢。所以我们每天都要多喝水哦！

其次呢，我们应该多吃一些口味清淡的菜，食物的做法最好是蒸的、煮的、炖的或是烩的，还有就是要多吃点鱼、豆制品、新鲜瓜果这些富含高品质蛋白与碳水化合物的食物，这样可以减少我们胆囊平常工作的负担，也可以让我们的身体更加健康地成长。

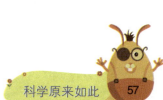

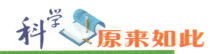

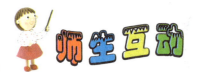小链接

事实上多喝水对身体的好处并不只是保持胆汁分泌量那么简单的，水，是我们身体内许多反应的发生场所，也与身体的新陈代谢有着密不可分的联系。如果一个人处在缺水的情况下，你会感觉他的新陈代谢都近乎是停滞不前的。别看喝水是件小事，但把这件小事做好，我们的收获可是巨大的。

师生互动

学生：老师，胆结石应该怎么预防啊？

老师：为了有效地避免胆结石的形成，我们还应该多吃一些富含不溶性的膳食纤维的食物，比如玉米、燕麦等，来使我们的膳食平衡。同时富含维生素 A 和维生素 C 的青椒和南瓜等食物也可以有效地防止胆结石的形成，有健康的饮食才能使我们的消化系统正常地运行。

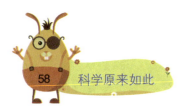

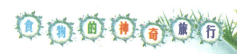
绝对的健康标准——胰腺

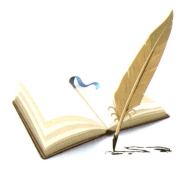

◎今天是星期天，智智坐在电视机前，拿着炸鸡吃得很开心。妈妈看到后很生气，一把夺走了智智的炸鸡。

◎智智很不服气，伸手想把炸鸡抢过来。

◎妈妈觉得智智很不懂事，于是告诉智智为什么不让他一次吃这么多炸鸡。

◎智智点了点头，又坐下继续看电视了，这次他没有继续吃炸鸡。

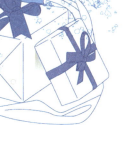

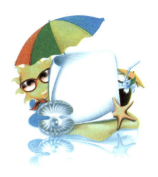

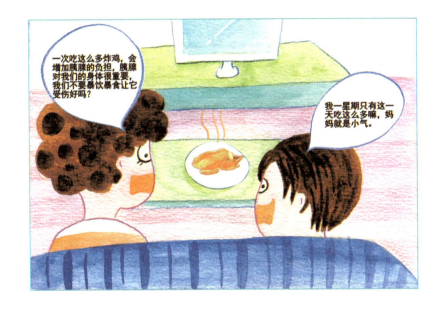

胰腺有什么功能呢？

在我们吃的食物中有些东西是特别难消化的，像脂肪、淀粉等，但这些食物的代谢对我们身体健康的影响却很大，这时胰腺就承担起了这个重任，负责守护我们身体的健康。

胰腺在我们身体的腹部深处，它是个非常不起眼的小器官。胰腺分为外分泌腺和内分泌腺两部分，含有胰蛋白酶、脂肪酶、淀粉酶等酶，可以消化蛋白质、脂肪和淀粉，是人体中十分重要的器官。

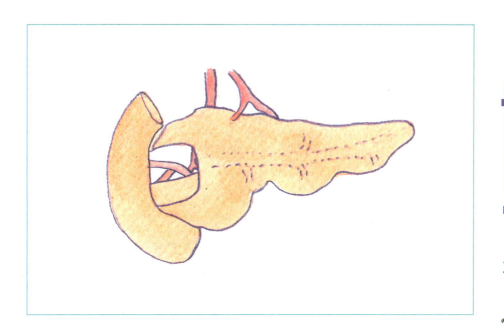

之所以说胰腺是人体最重要的器官之一，是因为它有一个具有外分泌功能的腺体，人体的很多生理作用和病理变化都与胰腺的变化有关，同时它能分泌胰岛素，调节人体的血糖平衡。外分泌腺体分泌胰液，胰液通过胰腺管进入十二指肠，可以消化各种营养物质。

胰腺是腹膜后面的隐居者，虽然不及它的邻居——胃、肝、胆——有名气，但它在消化食物的过程中却绝对占据着主角的地位，尤其是在脂肪的消化上。

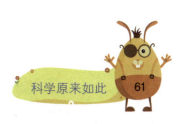

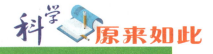

哪些症状说明我们的胰腺生病了？

我们日常生活不注意很容易就能导致胰腺生病，胰腺发病的症状随着发病的时期不同会有所不同，了解发病症状可以帮助我们预防和及时治疗胰腺疾病，减少对胰腺的伤害。

突然发病的胰腺炎被称为急性胰腺炎，它的症状表现为上腹部的剧烈疼痛，并引发肩背部的疼痛。胰腺炎的发病部位不同，腹痛的位置也不同，胰头病变会导致右上腹疼痛，胰尾病变则导致左上腹疼痛。而疼痛程度也反映了病变的程度。

胰腺炎发病初期常伴有恶心呕吐，并表现出持续的腹痛，即使呕吐也不能缓解。病变的程度越深，呕吐的频率也越频繁，往往导致病人脱水、消瘦等症状。在水肿

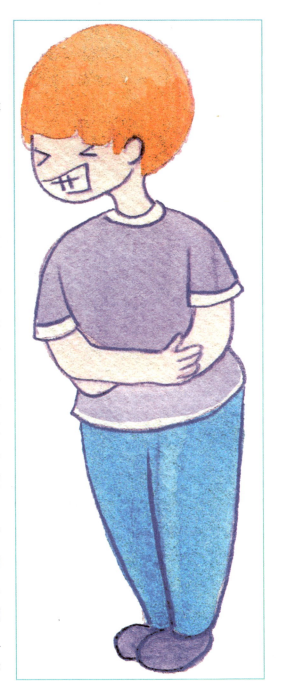

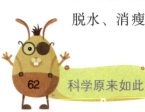

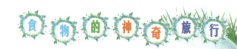

性胰腺炎中，除了恶心外，呕吐症状表现尤为明显；患出血性胰腺炎的病人，则表现出剧烈的呕吐症状，或持续干呕。

慢性胰腺炎有三个很明显的特征，一个是身形消瘦，二是发生脂肪泻，三是上腹部连续性的疼痛，痛感有轻有重，尤其在饭后痛感更为明显。胰腺是腹膜后器官，有时候疼痛也会表现为后背的疼痛。

胰腺炎还经常导致其他疾病的同步发生。如胰腺的内外分泌功能受到损害，会使患者腹胀、腹泻、胃口下降、消化能力减弱。外分泌功能的损伤一般不容易修复，而内分泌的损伤则可能会导致糖尿病，这就成了没法根治的疾病了。所以胰腺的健康对我们的身体很重要，我们要时刻关注它的健康程度，用实际行动来保护它。

在日常的生活饮食中我们怎么保护胰腺的健康呢？

使胰腺受到伤害的原因主要是胆道疾病，其次为创伤和不健康的饮食，如饮酒、暴饮暴食。患有胆结石的病人胰液引流不畅、反流，从而导致胰腺发炎，这种胰腺炎的发病率可达50%之多。而胆结石发病的诱因也是因为饮食不当，高脂肪、高胆固醇类食物食用过多导致。我们的饮食中要尽量避免过多食用脂肪、胆固醇过多的快餐、油炸食品。

除此之外，暴饮暴食是导致急性胰腺炎发病的重要原因。暴饮暴食会促进胰液的大量分泌，致使胰液无法完全排入十二指肠，于是就进行自我消化，这就相当于胰腺在进行自杀。而酒精有同样的效果，它一方面促进胰液分泌，一方面又使十二指肠无法"消化"多余的胰液，于是导致急性胰腺炎的发病。所以在日常饮食中要注意荤素搭配，拒绝暴饮暴食和过量饮酒，及时治疗胆道疾病，并避免使胰腺受伤，这样我们的胰腺才会健康，我们的身体也才会健康。

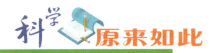

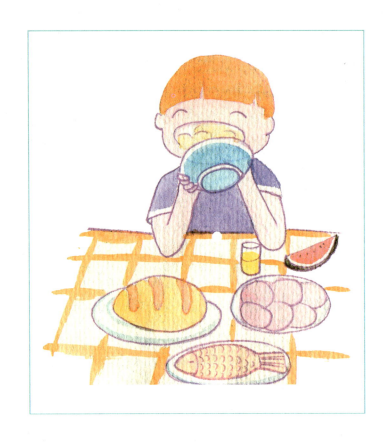

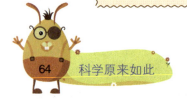

小链接

胰腺炎在中国的发病率是低于国外的，这是因为我们的饮食习惯有所不同。国外的饮食中快餐比较多，像薯条、炸鸡、三明治以及冰淇淋等都含有大量的脂肪、胆固醇，容易加重胰腺的负担，使它不能正常运行，而这些食品却正是他们日常生活中不可缺少的。另外大量酗酒也是导致国外胰腺炎发病率高的重要原因。相对来说，中国人的饮食就健康很多，但随着快餐的引入，人们的饮食也开始转变。但我们一定要坚持健康的饮食习惯，保护好我们的胰腺，保护好我们的身体。

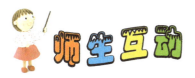

师生互动

学生：老师，胰腺对我们这么重要，我们怎么预防它生病呢？

老师：一方面就是我们上面说到的，要健康饮食，少吃或不吃垃圾食品；另一方面我们要依靠科学手段，体检时密切注意胰腺的健康状况，如果发现异常要立刻进行详细检查。除此之外，对于身体的其他疾病我们也要及时就医，免得影响到胰腺的健康。

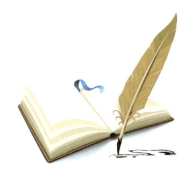

大肠里的食物运动

◎智智早上吃了很多早点，肚子饱饱的去上学了。

◎这才第三节课，智智就打不起精神来了，因为肚子在咕咕叫呢。

◎老师看到智智垂头丧气地趴在桌子上。

◎下课铃响了，智智冲出教室。

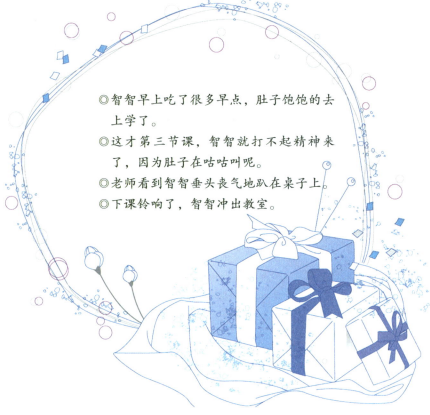

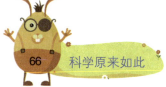

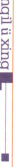

shiwudeshengqilü xing

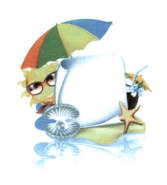

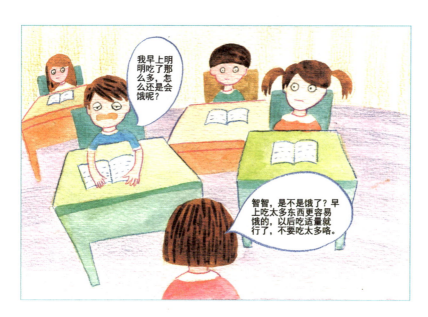

为什么有时候我们会突然感觉肚子痛，但一会儿就好了呢？

很多人都有过这种感受，刚吃完饭，稍微剧烈地运动下就感觉肚子痛了。其实这并不是肚子在痛，而是肠绞痛。刚吃完饭时，大肠开始分泌肠液，消化食物，并排出残渣，这时大肠在有规律地蠕动着。但是当

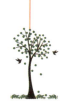

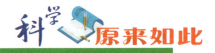

我们运动剧烈时就会导致大肠的蠕动紊乱，有时会绞在一起，使人体产生痛感。这种痛感是暂时的，当大肠蠕动正常时就会停止。

大肠的主要功能就是吸收水分，并不进行一些重要的消化活动，但它可为消化后的残渣提供一个暂时的贮存场所。人体的大肠在不停地蠕动着，但它的蠕动运动进行得非常缓慢，对刺激的反应也不明显。

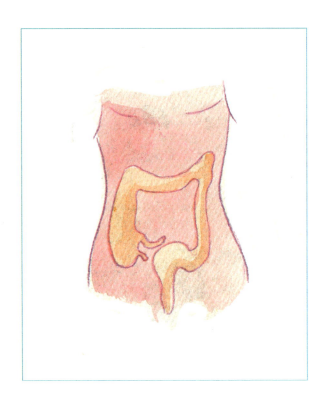

一般食物残渣在大肠内可以停留长达十几个小时，在停留的这段时间内，大肠黏膜会吸收残渣中的水分，并使食物残渣发酵、腐败，形成粪便，最后排出体外。另外，一些由人体自身排出的代谢废物也可由大肠排出。

我们吃完饭后，大肠的推进运动就会增多。此时外界的活动很容易导致大肠功能紊乱，食物残渣向直肠的运动受阻，这时大肠中会有食物堆积

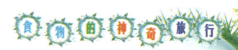
在一起，大肠蠕动遇到阻力，可能会有部分肠肌肉粘连或扭曲，从而感觉到疼痛。但运动停止后，大肠就会恢复正常的蠕动，痛感也就自动消失了。

大肠是怎么消化食物残渣的?

大肠是人体消化系统的重要组成部分，在人体消化道的下端。大肠分为盲肠、阑尾、结肠和直肠，各个结构的形态和功能都有所区别，它们共同完成大肠的生理功能。

大肠不是直接对食物进行消化，它接受的是来自小肠的食物残渣。

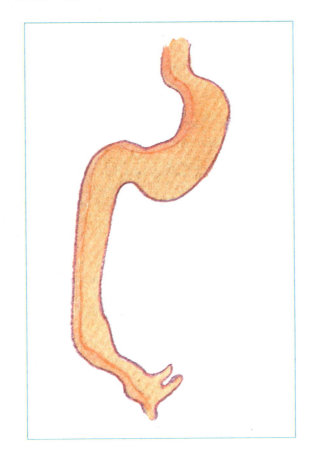

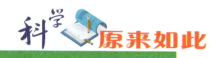

大肠从食物残渣中吸收少部分水分，并对食物残渣进行发酵，这个过程主要是依靠大肠中的各种细菌来完成。大肠内有很多细菌，这些细菌主要来自食物以及它们在大肠内的繁殖。大肠为这些细菌的生存和繁殖提供了一个适宜的条件，如合适的温度和酸碱度，细菌在这里可以大量繁殖。作为提供住所的代价，细菌也需要帮助大肠消化食物残渣。

细菌可以合成分解食物残渣的酶，食物残渣中的糖类和脂肪在酶的作用下进行发酵、分解。经细菌分解后的食物残渣将会同肠黏膜的分泌物、脱落的肠上皮以及大量的细菌一起组成粪便，经过大肠液的润滑，排出体外。

细菌在人体大肠内构成了一个复杂的生态系统，它们经人体的口腔进入，在大肠中生存、定居、繁衍，在维护人体稳定的内环境方面起到了至关重要的作用。

哪些食物能促进大肠蠕动？

大肠的消化功能正常，我们才能正常地进行排便，对食物残渣中的有毒物质的吸收才会减少。我们的生活中有很多食物就能促进人体大肠的蠕动，达到排毒养颜的功效，常吃这些食物就可以减少身体对毒物的吸收。

酸牛奶。很多人喝新鲜牛奶就会呕吐、腹泻，这是因为他们不能有效利用牛奶中的乳糖。酸牛奶中的乳糖已经分解为人体易于吸收的乳酸，且其中的乳酸菌可帮助肠道进行食物残渣发酵，防止产生毒物堆积，可有效缓解便秘。

南瓜。南瓜中含有丰富的维生素和果胶，而果胶良好的吸附性可以黏结和消除体内的有害物质，并且能保护胃肠道黏膜，加强胃肠蠕动，帮助食物消化。另外南瓜中含有的大量维生素也是肠道进行正常生理活动的必需物质。

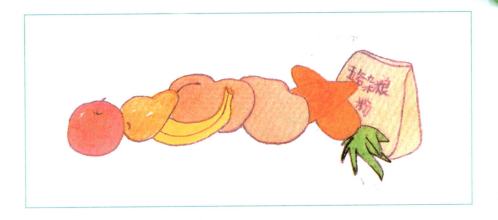

　　白菜。白菜含有大量的粗纤维，可以促进肠道的蠕动，帮助消化，防止大便干结。

　　此外，像苹果、西红柿、大麦等我们日常饮食中常见的食物，都有助于大肠对食物残渣的消化，帮助减少有毒物质的吸收，促进大肠蠕动，从而促进排便。

　　我们在平时的饮食中只要合理安排饮食，少吃辛辣油炸食品，多吃水果蔬菜，多喝水就可以促进大肠蠕动，有效防止便秘哦！

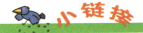 小链接

　　人体内充足的水分有助于大肠的蠕动，为消化细菌提供一个良好的发酵环境，也有助于湿润粪便，使人体内的消化废物利于被排出，所以我们提倡大家要多喝水。但喝水也要注意时间和水量，最好不要在饭后立即喝下大量的水，这样水分会冲淡胃液，不利于食物的消化，导致食物在大肠内堆积，造成消化不良或出现炎症。

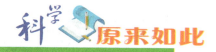

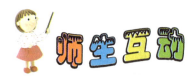师生互动

学生：老师，如果便秘了我们要怎么办呢？

老师：便秘并不可怕，它就是由于我们没有合理调节好饮食，导致大肠不能正常排出大便。治疗便秘除了吃一些药品外，我们可以多喝水，在饭前稍微喝一点温水有助于大肠蠕动。另外，多吃水果蔬菜也是很有效的。但是，一定要记住，不能食用辣椒、油炸食品等干燥、辛辣的食物，否则会加重便秘的。还有适量的运动对便秘的治疗也是有好处的，但是运动可不能在饭后立即进行，要等1到2个小时后再运动为好。

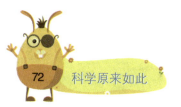

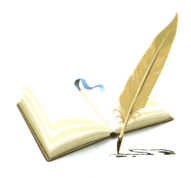

小肠里的食物运动

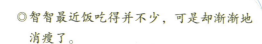

◎智智最近饭吃得并不少，可是却渐渐地
消瘦了。

◎妈妈一开始并不在意，可是时间一长她
就觉得不对劲了。

◎医生给智智做了细致地检查。

◎智智又重新变得健康活泼起来，小脸也
慢慢圆润了起来。

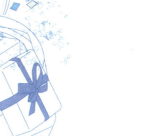

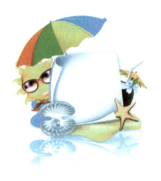

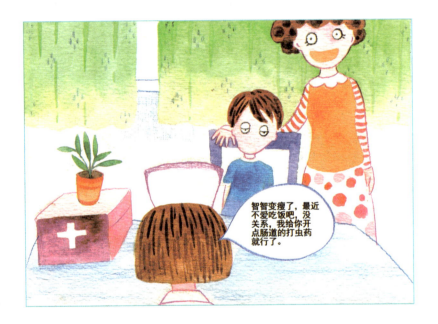

小肠有什么结构和功能？

　　小肠是人体中主要的消化器官之一，在食物的消化过程中占据着重要的位置。小肠位于人体腹部的中部，上端与幽门连接，与胃相通，下端则通过阑门与大肠相连，作为食物消化吸收的主要场所，盘曲于腹腔内，全长大约3~5米。小肠分为三个部分，分别为十二指肠、空肠和回肠。

十二指肠位于腹腔的后上部。十二指肠内有肝脏分泌的胆汁和胰腺分泌的胰液，这些液体通过胆总管和胰腺管在十二指肠上的开口进入十二指肠，消化小肠内的食物。十二指肠呈"C"字型，分为上部、降部、水平部和升部四个部分。

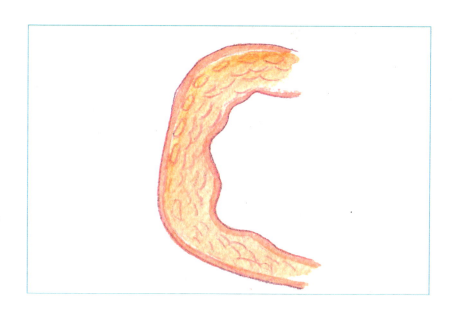

空肠与十二指肠直接相连，位于腹腔的左上部，回肠位于右下部，回肠和空肠之间没有明显的界线。回肠可以防止小肠消化物过快进入大肠，使食物能在小肠里充分的消化吸收，也可以防止大肠中的食物残渣倒流回小肠中。

小肠是食物消化的枢纽站，它一边接受经胃消化磨碎的食糜，对它进行进一步的消化，并吸收营养物质；一边它又将不被人体利用的食物残渣排入大肠内，以等待下一步的消化吸收，并形成粪便排出体外。

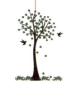

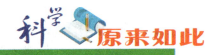

食物在小肠中是怎么运动和消化的呢?

在小肠内的食物会被分解消化成可以被人体吸收的小分子物质。食物进入小肠后会停留 3 个小时以上，这段时间为吸收营养物质提供了充足的时间。小肠作为主要的消化器官，是消化管中最长的一部分，小肠黏膜形成了许多褶皱和大量绒毛，营养物质通过这些被吸收进入血液。小肠的表面积非常大，这一特点也有助于提高吸收效率。

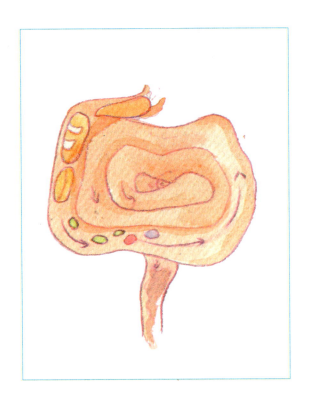

小肠内的营养物质和水可以通过肠黏膜上皮细胞，进入血液和淋巴。小肠中的消化液可以使食物变成乳状，在各种酶的作用下，食物中的淀粉分解为葡萄糖，蛋白质分解为氨基酸，脂肪会分解为

甘油和脂肪酸。而不能被吸收的食物残渣则经由小肠的推动作用进入大肠。

小肠的运动形式分为三种，也就是紧张性收缩、分节运动和蠕动，食物就在这三种运动的作用下一直向大肠运动。小肠的紧张性收缩会使食糜与消化液在小肠中混合均匀，把食糜向前推进。而分节运动不但能使食糜与消化液混合均匀，还能增加食糜与肠壁接触的机会，为消化和吸收创造有利条件，分节运动还能促进血液和淋巴的回流。蠕动是经常与分节运动同时进行的，它把分节运动作用后的食糜继续向前推进，到达下一个肠段继续分节运动。蠕动使食糜在两个肠段可以来回移动，有利于食物的消化和吸收。

为什么有的人东西吃很多却仍然是面黄肌瘦呢？

现在很多女生最自豪的就是有一个怎么吃都不会胖的身体，但怎么吃都不胖除了天生的基因遗传外，还有可能就是你的肠道生病了。小肠的某些疾病就会导致人体不能吸收食物中养分，造成人体腹泻、贫血、身体消瘦等症状，这时候我们要做的不是骄傲自己拥有一副好身材，而是赶紧调理好自己的肠胃。

造成小肠不吸收养分的原因很多，如小肠内的胆汁或胰液量不足、小肠内细菌的过度繁殖、小肠的运动障碍、小肠血循环或淋巴循环障碍，以及小肠本身发生病变或黏膜丧失等一系列原因。对于这样的病人，最主要的治疗方法是调理饮食，并辅助一些药物治疗。

对于患者，要供给充足的养分，像充足的热能和蛋白质等，且食物要易于消化吸收，以保证热能和氮平衡。足够的维生素也是必需的，结合患者的自身情况，相应的补充维生素。患者的饮食切忌过饱，要少食多餐，并减少脂肪、油炸食物的供给量。

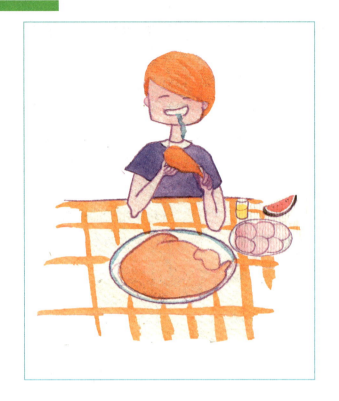

小链接

小肠与大肠是紧密相连的，小肠中的食物消化吸收程度也会影响大肠对食物残渣的处理。因此很多小肠不能很好吸收养分的病人，就会有很多没有完全消化的食物直接进入大肠。在大肠内，由于缺乏某些消化液和细菌，它对这些食物残渣也很无奈，于是就只好把它们随同粪便一起排出体外，这样就导致了营养的流失。所以小肠生病也就加重了大肠的负担，所以很多时候会是二者同时发病。不过肠道疾病的预防也并不是件难事，只需要饮食上多加注意，按时吃饭就不会有太大问题。

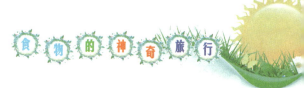
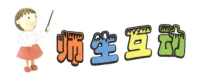

　　学生：老师，为什么我们不能在吃完冷饮的时候立刻就吃热食呢？

　　老师：冷饮进入小肠后会引起肠道的剧烈收缩，如果这时候再有温暖的食物进入，小肠又要扩张，这样一会儿收缩一会儿扩张，很容易导致小肠的运动失调，就会导致我们的腹痛啦。经常这样一冷一热的吃东西，严重的时候，小肠还会出血。所以我们一定不能冷热食物同时食用，两种食物要分开吃。

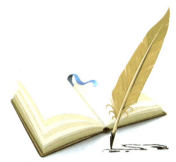

食物是如何被分解吸收的

◎智智在学校排队体检，轮到智智了，医生在为智智量身高和体重。

◎智智回到家看到妈妈，高兴地说着。

◎妈妈很开心的给智智准备了丰盛的晚餐。

◎智智夹起一筷子青菜，大口大口的吃着饭。

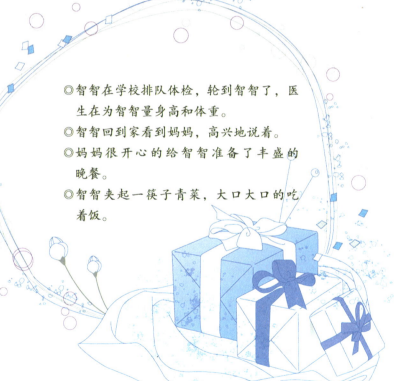

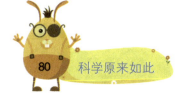

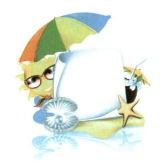

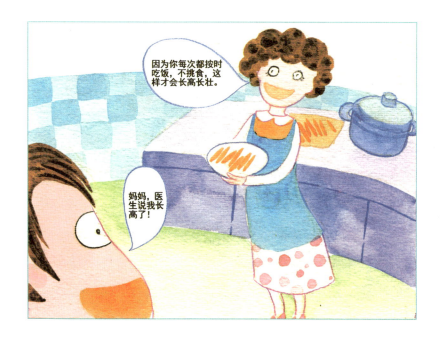

为什么我们每天按时吃饭就会长高？

人体的生长发育与营养物质的消化吸收是密切相关的。消化和吸收食物的过程，便是我们为了保证身体能正常成长而提供物质和能量的

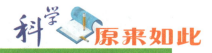

过程。

食物中含有人体需要的各种营养成分，一般分为水、蛋白质、脂肪、糖类、维生素和矿物质这六种基本分类。其中，水、维生素和矿物质是可以不经过消化系统的消化作用而直接被人体吸收利用的，蛋白质、脂肪和糖类却是不能直接被人体吸收而必须经过消化过程被分解成小分子的简单物质才可以。

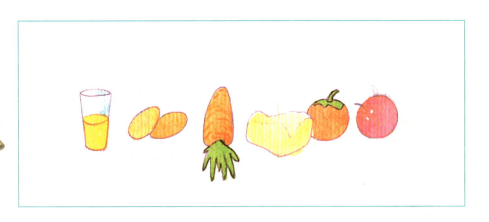

水是世界的生命之源，当然人也不例外。我们的身体里 60% ~ 70% 都是水，支持着身体里的各项生命活动，同时又是各种器官和分子间的润滑剂和溶剂。蛋白质、脂肪和糖类既可以支持身体发育，又提供了必需的能量。维生素和矿物质是保证我们不会生病的关键。如果某种矿物质或者某种维生素摄入不足，我们就会得病。

我们会长高长大，也是因为身体吸收了可以促进我们生长发育的相应的营养素，例如摄入钙和维生素 D 会促进骨骼生长，我们便可以长高；蛋白质、脂肪等其他营养素摄入足够，我们才会在长高的同时又不至于营养不良。

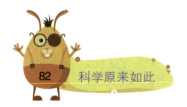

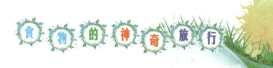

食物在体内消化经过了怎样的变化？

　　人体内的消化有两种方式，一种是物理性消化，又称机械消化。这个过程是食物在口腔内，经过牙齿和舌的共同作用，磨碎、搅拌，大的

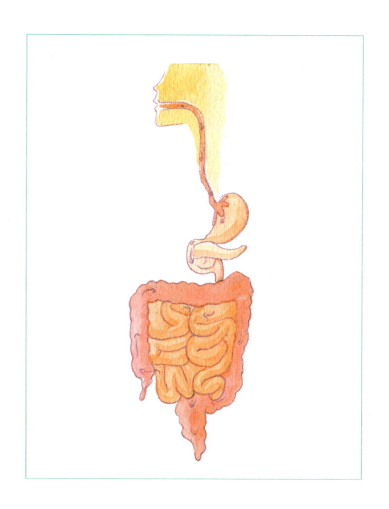

块状被粉碎成小的。将它们咽下去，又通过胃肠肌肉工作时的蠕动，与被分泌出来的消化液充分混合，再继续慢慢向下推移。而与消化液混合

科学原来如此　83

后就会开始另一种方式消化，被称为化学性消化。消化液是由消化腺分泌的，富含各种消化酶，可以将复杂的大分子营养物（例如蛋白质、脂类等）分解为小分子的可直接被肠壁吸收的简单物质。经过分解后，这些简单物质会被小肠吸收进入血液或淋巴液。

食物的消化并不单单指食物在胃里的分解，而是在我们的口腔里就已经开始了。在口腔里，以物理性消化（食物磨碎）为主，之后从食道进入胃中，经过胃壁肌肉的运动与胃液的分解作用，胃中的物质变成粥样的食糜状态，紧接着这些食糜慢慢进入十二指肠，开始了小肠内的消化。在小肠内，同样是经过两种消化的双重作用，使营养物质可以充分被吸收，为人体发挥作用。食物经过小肠后，消化的过程就基本完成了，只剩下没有被消化的食物残渣，由小肠进入大肠。这些食物残渣便是我们最后排出来的便便的主要成分。

我们要如何促进食物在体内的分解与吸收？

促进食物在体内的分解与吸收，要注意以下几点：其一，改变蛋白质的来源。蛋白质最终的分解产物是氨基酸，有些氨基酸人体可以自身合成，但还有一些氨基酸只能从食物中摄取。某种氨基酸不足，就可能引起相应的疾病。所以要保证摄入的蛋白质（氨基酸）种类足、含量够。在平常的饮食中，遵循"蛋白质互补原则"便可以达到这一目的，即食物种属越远越好，搭配种类越多越好，食用时间越近越好。其二，少量多餐。这样做可以避免给消化系统带来过重的负担，可以改善消化吸收作用，让胃肠更轻松更有效率地为我们的身体工作。其三，选择适宜的食物。要根据我们每个人不同的身体状况选择适宜食用的、对人体有益的、不会为身体带来负担或危害的食物。多选择天然的食物和新鲜的水果蔬菜，这样会保证其中的营养素不会因为人工处理而大量损失。

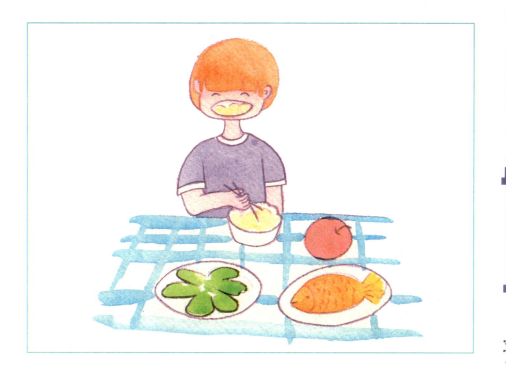

小链接

虽然我们说要摄入足量各种营养素，否则会生病，但也要注意不能够超过标准太多或经常超过标准，因为任何食物摄入过多对身体都是没有好处的。不可因为不爱吃一种食物而完全不吃，更不可因为爱吃一种食物而拼命吃。所以在对食物做出选取时，要注意各营养素的均衡，不能因为刻意注意一种营养素的补充而使其超出人体所能负荷的极限。我国根据居民食物摄入情况的平均水平做出了"中国居民膳食营养宝塔"，我们可以以其为标准，结合自身情况，制定最适合自己的食谱。

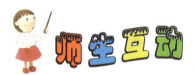

师生互动

学生：老师，我要如何知道自己体内营养素的状况呢？

老师：营养素在体内的多少会通过身体的一些症状而表现出来。例如你现在正是长身体的时候，如果总是感觉到明显的骨头痛，这就是生长痛，是缺钙的表现，这就表示你要补钙了。但如果钙补多了会产生厌食、消化不良等症状，影响其他营养物质的吸收和身体的生长发育。所以除了要平衡每天的膳食营养，还要注意不能随便乱吃营养补充剂。其他的营养素也会表现出相应的症状，你可以多看些资料了解一下。

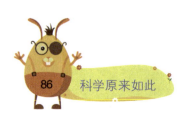

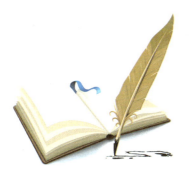

最后食物变成了什么

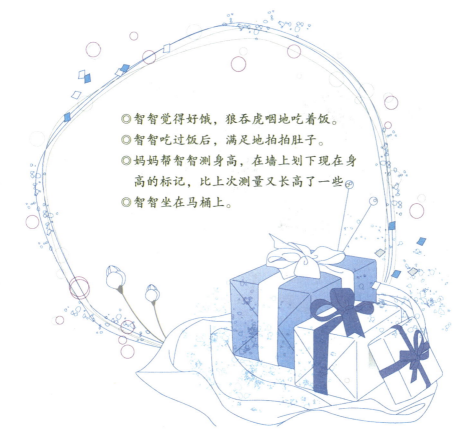

◎智智觉得好饿，狼吞虎咽地吃着饭。

◎智智吃过饭后，满足地拍拍肚子。

◎妈妈帮智智测身高，在墙上划下现在身高的标记，比上次测量又长高了一些

◎智智坐在马桶上。

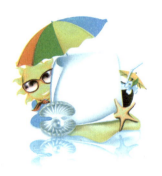

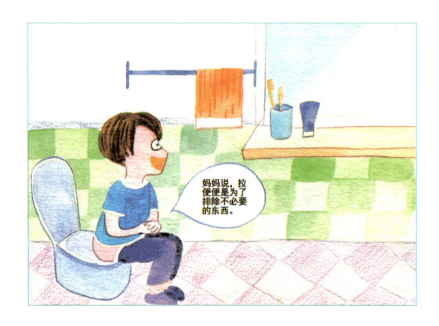

食物在体内走了一圈之后变成了什么？

食物在体内消化，是指食物中的淀粉、蛋白质、脂肪等大分子物质，在消化酶作用下转变成很容易被吸收的小分子物质的过程，如淀粉被消化为葡萄糖、脂肪被消化为甘油和脂肪酸、蛋白质被消化为氨基酸。机体的整个消化系统在我们的身体里主要起到消化食物、吸收营养素和排出食物残渣的作用。

　　而从另一个角度说，食物会分解成为二氧化碳和水。这是由于人体内新陈代谢的作用。新陈代谢是身体内不断进行物质和能量交换的过程，它会以化学方法吸收对身体有用的物质，再排出人体不需要的其他废弃物。如果物质与能量不再交换了，这就意味着生物体的结构和系统将会解体，身体内无法自行生成细胞组分，也无法维持细胞等的正常功能。

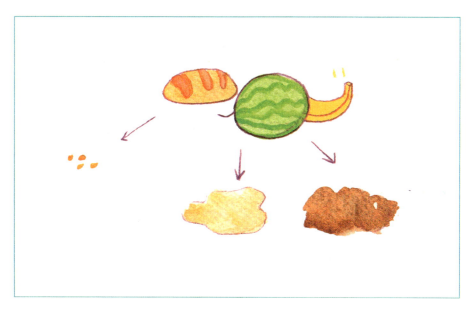

　　当可以被消化吸收的与可以经过代谢分解合成的营养素全部完成了它们的任务，那么剩下来的物质又是什么呢？它们通常被称为食物残渣，是便便的主要成分。但便便里可不是只有食物残渣。便便中有一小部分是水分，其余大部分是没被消化的蛋白质、无机物、脂肪、食物纤维等，另外还有被分泌出来的毒素、从肠道被分离的细胞和已经死掉的细菌等对人体有毒有害的物质。

为什么摄入的营养素不能被完全利用？

人体吸收各种营养素都是有一定的限度的。如果某种营养素摄入过多，那么机体在吸收饱和之后会自动调节，不再吸收多余的部分，这是机体进行自我保护的一种方式。

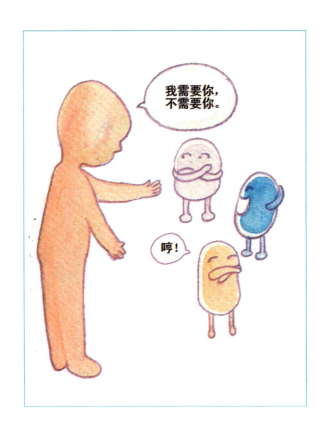

摄入的营养素中，膳食纤维是不会被消化的。这是因为在我们的身体中，没有分解膳食纤维的酶，所以膳食纤维不会被分解。而膳食纤维的量如果过多，会在其他的营养素表面形成一层膜，使它们也变得不容易被肠道吸收。

　　除了膳食纤维属于不利于营养素吸收的物质，也有其他种类的不利因素。比如营养素中的拮抗作用，钙如果与含草酸或者植酸的食物同食，就会使钙与其结合成不溶性的物质而不会被人体吸收利用。

　　在我们选择营养素时，还应注意选择与人体需要的比例相近，否则就像我们吃了草的感觉——草并不是没有营养，草对于牛羊来说是生命必需品，但对于人来说一点作用都没有，因为我们的体内并不需要草。所以选择与人体比例相近的食物更容易被消化吸收。

如何让营养素更有效率的被利用？

　　首先，我们要选用恰当的方法对食物原料进行烹调，最大限度地保证营养素不会在加工的过程中损失。有些营养素生吃的时候比加工至熟

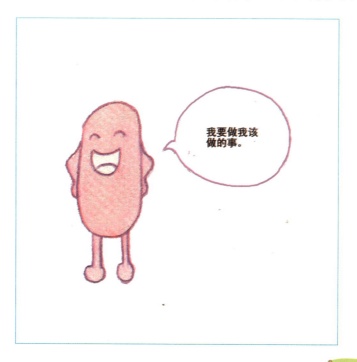

更容易保留和吸收，而且其中还含有一些抗病物质，是可以增强人体免疫力的，例如黄瓜、西红柿等蔬菜。

其次，我们要对营养素摄入的量进行估计与计划。超出可吸收范围的营养素就算摄入也没有任何的功用，所以为了避免浪费，我们要节约粮食。

另外，要让所摄入的营养素物尽其责。比如我们喝牛奶的目的是为了补钙和吸收蛋白质，但如果我们空腹喝牛奶，那么牛奶中的蛋白质就会去提供能量给予人体饱腹感，这样一来，蛋白质便没有起到它应有的作用。所以我们要在正确的时间正确的情况下吸收该吸收的营养素。

而我们自己本身而言，可以通过细嚼慢咽，使食物可以在物理性消化的作用下变得更加细碎，这样当食物经过消化道的时候，可以减轻消化道的负担，也可以防止因为食物流过消化道可因为体积太大而来不及分解的情况发生。

小链接

通常人们提到食物最后会变成什么，第一反应都是"变成了便便"，这是一种惯性思维误区。变成可以看到的便便其实只是食物中一小部分没有被消化和吸收的残渣，而那些大部分被分解利用了的物质是看不到的，但却实实在在的在我们体内发挥了作用。我们不能因为那些是看不见的就习惯性的认为是不存在的。

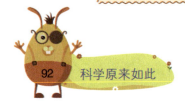

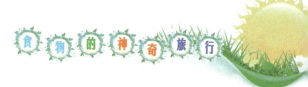

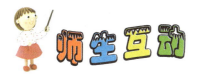

学生：老师，如果营养素完全被吸收了，没有食物残渣，那么是不是就不用拉便便了？

老师：这样肯定是不行的。因为拉便便不仅仅是将食物残渣排出来，更主要的是要排除体内蓄积的毒素。宿便堆积会造成多余脂肪也沉积在肠壁，同时在腐败菌的作用下产生大量的气体。这些都是对你的身体不利的，然后肠道在吸收的时候又无法分辨好坏，无形中毒素就会被吸收回去，再在你的体内循环，你想想这样你还会有健康的身体吗？

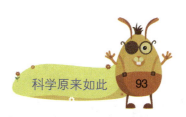

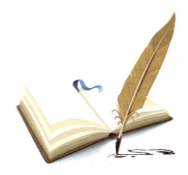

让身体不舒服的食物

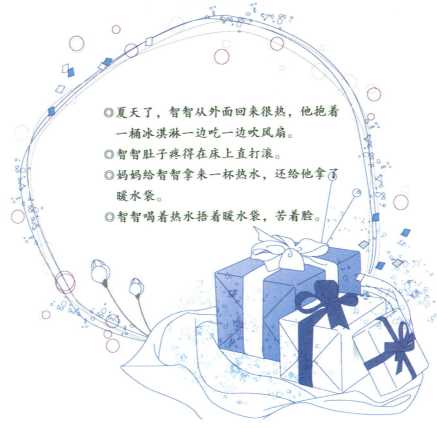

◎夏天了，智智从外面回来很热，他抱着一桶冰淇淋一边吃一边吹风扇。

◎智智肚子疼得在床上直打滚。

◎妈妈给智智拿来一杯热水，还给他拿了暖水袋。

◎智智喝着热水捂着暖水袋，苦着脸。

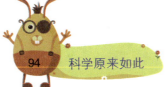

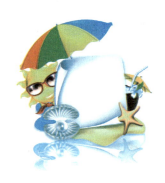

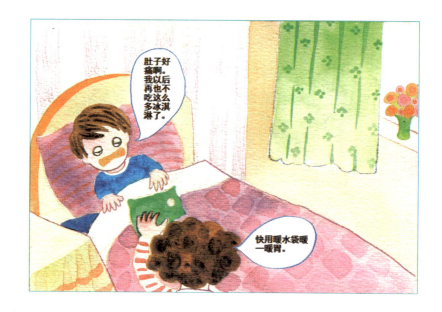

哪些食物会让身体不舒服？

我们的身体内环境处在一个动态平衡的状态下，任何刺激性的食物都有可能使我们的身体产生不舒服的感觉。

夏天吃冰淇淋等凉的食物时，如果吃很多就会突然头痛，当冰冷的感觉过去后，头痛的感觉也会消失；而且寒凉性的食物吃多了会使肠胃受寒，处在寒凉的环境就会造成胃痛。苦瓜、莲藕、海鲜、番茄、柿子、西瓜等都属于寒性食物，食用的时候要适量。相反，如果热性的食物吃得过多，也会让我们的身体"上火"的。

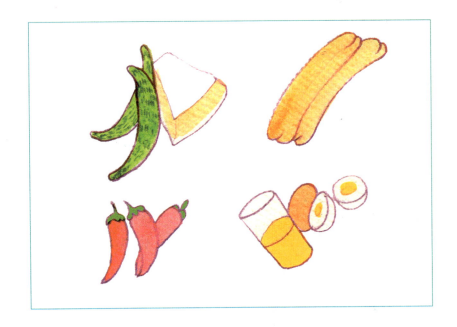

油腻的食物是指脂肪和胆固醇含量高的食品，如油炸食品、肥肉等。而家里做的菜如果含油量过多也属于油腻食品。油腻的食物吃多了会导致恶心、反胃、便秘等症状的发生，更严重的会导致急性胃肠炎，长时间食用过多的油脂会导致体重超标从而引发一系列肥胖症。所以，我们在日常的饮食中，要注意少吃炸鸡、薯条、膨化食品等脂肪含量高的食品，日常饮食以清淡少油为主。

刺激性食物也会影响人体的正常胃肠功能。刺激性的食物包括烟、酒、咖啡、浓茶及各种辛辣调味品，如葱、姜、蒜、辣椒、胡椒粉、咖喱等。这些食物吃多了会刺激胃肠黏膜，对其产生伤害，特别严重的会造成炎症。这就像别人用针扎你，只扎一下，你并没有大碍，但扎得多下，你就会很疼并且必须要治疗。

过敏性食物是因人而异的，并不是每个人都有相同的症状反应。过敏是因为身体中对某种食物缺少耐受因子而引起的免疫反应，它会使人体局部或全身长出令人发痒或疼痛的红斑点或小疙瘩。但是不摄入那种食物或对其耐受后，这些症状也会相应消失。

为什么有些食物会让人身体不舒服？

食物中所含的营养素不止一种，而我们平常所吃的饭菜中不是只有一种食物。所以在这么多的营养素搭配组合时，有几种组合是对人体有害的，会对人体产生不良影响的。这种情况被称为"食物相克"。例如

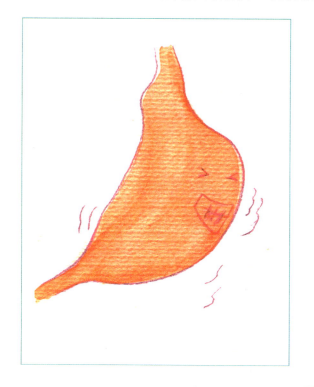

番茄与绿豆同食会伤元气、皮蛋与红糖搭配会发呕、萝卜与木耳一起吃会引发皮炎等等。这就需要我们在日常的饮食中，多注意不能一起吃的搭配，尽量按照常规饮食的做法去做，不要别出心裁地随便创作。流传下来的饮食必然有其存在的道理，而在不了解食物之间的相宜相克作用的情况下乱吃就会造成身体上的不适。

而每个人的体质都不尽相同。身体因为缺少某些耐受因子，所以在摄入某种食物时，因为无法消化吸收便变成了被身体排斥的物质，这就会产生所谓的过敏反应。

例如有些人在喝牛奶时会产生反胃、呕吐、身上起小红疹的反应，这是因为他们的体内缺少乳糖酶，不能分解吸收牛奶中的乳糖，这就是乳糖不耐症。我们在选择食物时还要根据自身情况，避免食用那些人体不能消化吸收而被排斥的食物。

其他的所有能破坏机体内环境稳态的食物都要适量食用。像油脂过高的、含盐过量的、寒凉辛辣的食物，都不宜多吃，这些食物中所含的营养素摄入过多也会让人产生不舒服的感觉，甚至引发疾病。

我们应该怎样吃才会对身体有益？

在我们的日常饮食中，应该尽量遵循日常饮食的一般规律，少吃那些大众都不常吃的食物或食物搭配，避免发生一些不可预知的不良反应。这在很大程度上保证了我们机体的健康。

此外，我们还应该根据我国居民膳食营养素推荐摄入量结合自己的实际情况，设计一套适宜自身的营养食谱，这样就不会因为日常不注意而导致某些营养素摄入过多或不足。当人体已经发生一些不良反应症状时就表示机体已经缺乏相应的营养素到一定程度了，所以我们不能等到发病了再去寻找病因再治疗。我们可以应用"预防为主，防治结合"

的原则，主动减少疾病的发病率。

为了帮助我们更好地进行营养进餐，专家委员会提出了一个食物定量指导方案，以宝塔的形状表示，被称为"中国居民膳食宝塔"。它直观地告诉了我们每日应吃食物的种类和相应的数量，这对我们合理调配平衡膳食的进行具有具体指导作用。

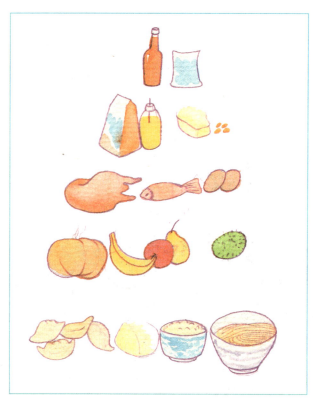

新的膳食宝塔图还增加了每天要坚持喝的水量以及适宜的身体活动量，强调足量饮水和多运动的重要性。但是宝塔没有建议食糖的摄入量，因为我国居民现在平均吃食糖的量还不多，没有给身体带来过大的负担，但是我们也要控制糖的摄入，否则最常见的后果就是长蛀牙哦。

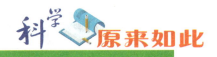
小链接

　　会引起身体不适的食物，除了食物本身的原因，还包括外界卫生条件不良、操作工艺有误等因素。因为没有控制好卫生条件而导致腹泻，或因为没有好好处理食物原材料而导致食物中毒的事也有很多。所以我们在外面吃饭时一定要注意选择正规的饭店餐馆，这样环境卫生有保证，而且也会减少发生食物中毒的概率。

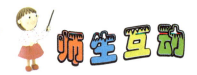
师生互动

　　学生：老师，学校外面的小摊位的小吃是不是也不能吃了？

　　老师：是的。这些小摊贩往往是没有营业许可执照的，他们的卫生质量没有保证，而且食物处理的做工粗糙，食物里也许就会残留或者生成一些有害物质，对身体不利。另一个角度说，学校外面的小摊贩有很多都是油炸、烧烤类的食品，本身这些食品因为含油量大、胆固醇高，都是要少吃的，否则吃多了有致癌的风险，更何况是这些不正规的小摊贩经营的。

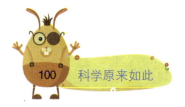

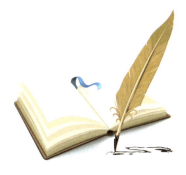

食物的分类

◎智智跟妈妈来到菜市场买菜，看到菜市场有很多分门别类的店面。

◎妈妈在买绿叶蔬菜。

◎智智皱着眉头想妈妈的话，头顶上有一个大问号。

◎妈妈带着智智回家，一边走一边解释。

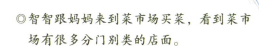

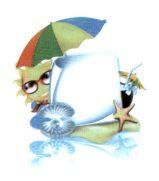

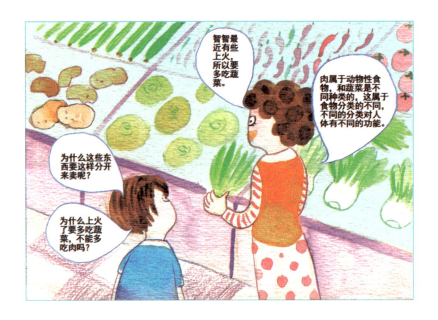

从营养学角度，我们是如何对食物进行分类的？

从营养学角度来看，根据食物中营养素的含量，我们将食物分为五大类：第一类谷类及薯类、第二类动物性食物、第三类豆类及其制品、第四类蔬菜水果类、第五类纯热能食物。

每类食物为我们的机体提供的营养都是不同的。

谷类及薯类包括米、面、杂粮、马铃薯、红薯等，主要提供的是碳水化合物、蛋白质和膳食纤维。谷物薯类自古以来便是我们的主食，为我们提供每日所必需的能量，是我们赖以生存的支柱。不吃主食，我们便会感觉肚子饿，走路都没有力气。

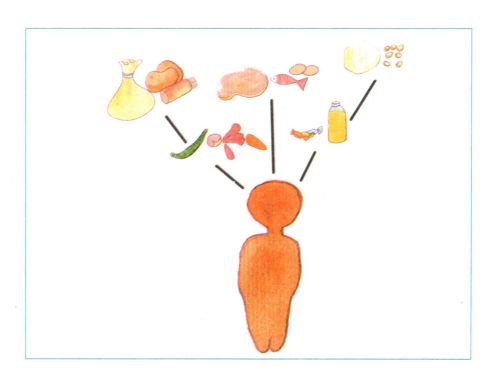

而动物性食物，主要包括肉、禽、鱼、奶、蛋等，不同类型的动物性食物之间的营养价值有很大的差别，只是在给人体提供蛋白质方面十分接近。所以我们食用动物性食物主要是为了摄入量多质优的动物性蛋白。

豆类及其制品，指的是大豆类及其他豆类（例如蚕豆）、豆腐及豆浆等制品。豆类及其制品是植物性食品中的高蛋白、低脂肪食品，是唯一能和动物性食品的营养比例相提并论的。经常吃豆类可以让我们变得更聪明，在从事脑力活动的时候变得更轻松而且更有效率。

蔬菜水果类不用多说，这是我们每天吃得最多的食物了。虽然蔬菜与水果在植物学上有着本质上的区别，但因为它们的营养成分相差不多，所以分在同一类。两者富含多种纤维素，可以帮助人体预防便秘及消化道疾病，还有预防多种癌症的功效。而蔬菜中还含有比水果更多的维生素及矿物质，可以调节人体的生长发育。

而最后的纯热能食物指的是动植物油、淀粉、食用糖及酒类。这类食物的主要功能就是提供能量，但其他营养素含量就很少了，吃多了会对人体有副作用。所以我们提倡食用要适量。

为什么要进行食物分类？

每一种食物中都存在多种营养素，我们在日常饮食中要注意它们之间的营养搭配，这样才能保证营养素的摄入能全面均衡。进行食物分类为我们挑选食物时提供了方便，这样一来我们不用分析每一种食物的营养素，而大致分析每一类食物的营养素就够了。

任何一种或一类食物都不可能为人体提供全部所需的营养素，况且我们在日常生活中也不可能完整地摄入每一种食物，所以按照营养的角度进行分类，有利于我们对摄取一种营养素而相应应该摄入的食物进行计划。这样分门别类可以避免我们重复摄入同一种营养素，同时也防止了某些营养素的缺乏。我们可以进行更加全面的细致的相对科学的营养食谱设计。

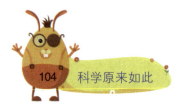

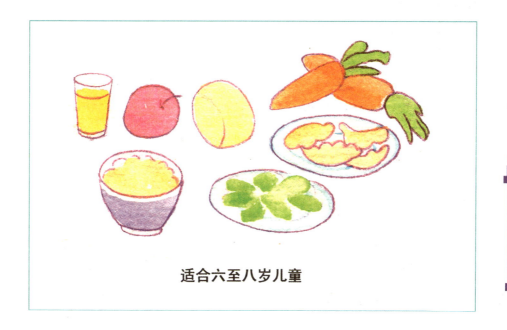

适合六至八岁儿童

除了从营养学角度，还有别的食物分类的方法吗？

除了从营养学角度，还有很多其他的食物分类方法。

现代食品的分类，是将食物种类细致化，总共分为粮食及制品、食用油、肉及肉制品、消毒鲜乳、乳制品、水产类、罐头、食糖、冷食、饮料、蒸馏酒、发酵品、调味品、豆制品、糕点、糖果蜜饯、酱腌菜、保健食品、新资源食品、其他食品等20项。

食品保藏是为了防止长时间放置或周围环境影响过大造成的食物腐败变质，延长其食用期限所采取的一系列措施，按保藏方法的不同分类，可以将食物分为罐头食品、脱水干制食品、冷冻食品或冻制食品、冷冻脱水食品、腌渍食品和烟熏食品六大类。

而按照不同的食用人群分类，又可以将食物分为婴幼儿食品，中小

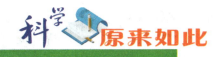

学生食品，孕妇、哺乳期妇女以及恢复产后生理功能等特点食品，适用于特殊人群需要的特殊营养食品（如运动员、宇航员食品，高温、高寒、辐射或矿井条件下工作人群的食品）。这种分类方法是根据不同人群不同的生长需要或生理需要进行分类的，可以很好地对相应人群所需要的营养成分进行有效的补充，以保证他们更好地调整生理状态。

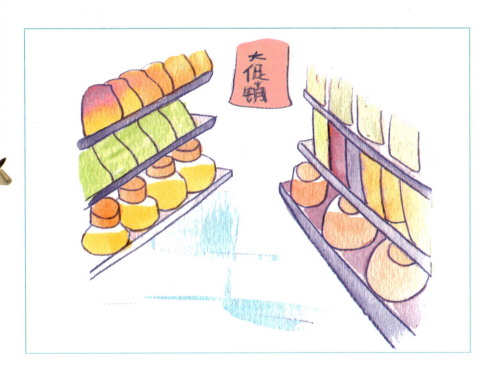

按照中医的观点根据食物的性质还可以把食物细分为寒凉类食物、平性类食物、温热类食物这三大类，这三大类之下，每一个又细分为粮油类、蔬菜类、鱼肉类、水果类和其他类五个小方面，并且具体到每一种食物。这就更加具体而直观地告诉我们食物的特性，对我们进行营养膳食食谱的设计有很大的帮助。

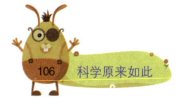

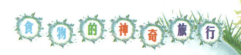
小链接

　　知道了食品的分类方法，最重要的还是它的应用。我们需要学会的是利用到这些分类结果，让它们在我们的生活中发挥效用，而不是仅仅作为一个知识，了解了就结束了。我们可以根据这些分类标准，找到作为一类食物的共同点，例如按营养学角度分，动物性食物的共同点就是有量多质优的动物性蛋白，这样我们在选择适合的食物时便缩小了思考范围，能很快且很准确地找到我们想找的目标物。

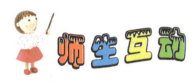

师生互动

　　学生：老师，这么多分类标准，到底哪一个才是最有用的？

　　老师：这么多的分类标准存在，就是为了能满足人们各种需求所要求的分类。就好像你，你就需要好好了解一下中小学生食品这一类，这样你才知道什么样的食物才是最适合你的，才是你最需要的。而其他人根据他们不同的要求也可以很方便地查到自己所需要的信息。

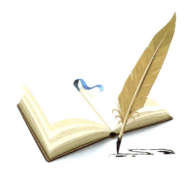

饮食应该注意的问题

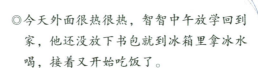

◎ 今天外面很热很热，智智中午放学回到家，他还没放下书包就到冰箱里拿冰水喝，接着又开始吃饭了。

◎ 妈妈看到智智，刚喝了很冰的水，就开始吃热饭很担心地说道。

◎ 智智满口的米饭，一边夹着妈妈做的辣子鸡一边说道。

◎ 妈妈摇摇头满脸不赞同地说。

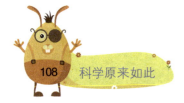

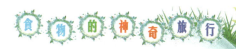
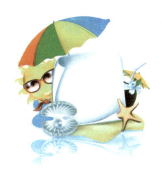

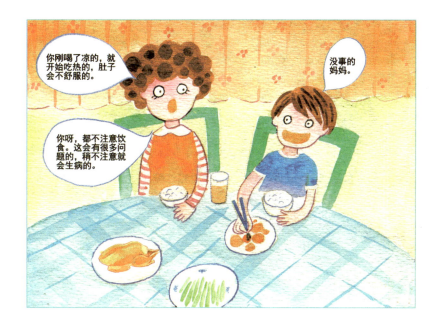

为什么我们要注意饮食的问题呢?

　　我们每天要吃许多食物,而饮食就是我们维持生命的基本条件。关于饮食会有许多的问题,如饮食的卫生,饮食的习惯和饮食的平衡。如果想要让人们生活得健康愉快、智慧和充满活力,就不应该仅仅只满足填饱肚子，还得考虑饮食的合理搭配，保证人体所需的各种营养素的摄入平衡且充足，并且能被人体充分吸收利用。比如说有很多人爱吃豆

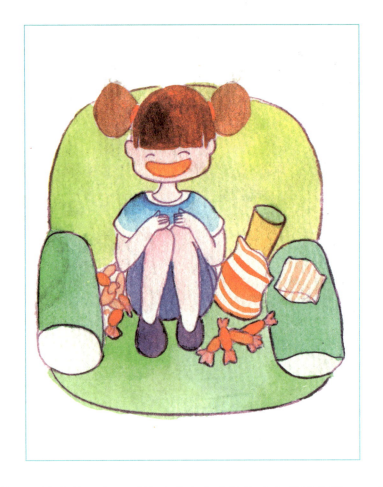

腐，就吃了许多的豆腐。可是豆腐中含有极为丰富的蛋白质，一次食用过多不仅阻碍人体对铁的吸收，而且容易引起蛋白质消化不良，出现腹胀、腹泻等不适症状。我们还有很多人爱吃甜食，一次也吃得太多，就容易得神经炎，还容易引起眼睛疲劳，视神经会因为营养短缺而出现"故障"，就是说我们的眼睛可能会看不见；吃糖还会使体液由碱性变

成弱碱性，促使细胞衰老，让我们的头发变黄变白；还会使我们的钙流失，骨质疏松；而且吃入过多的糖，会刺激人体内胰岛素水平升高，增加血中胰岛素分泌，使交感神经活性增高，直接引起血管紧张度增加，这也是促成高糖引起高血压的原因之一。

还有，血中高胰岛素水平也会增加肾脏重吸收钠和水，引起水钠滞留体内，血容量增加而产生高血压。吃糖过多，剩余部分会转化为脂肪贮藏起来，造成肥胖，而肥胖又是众多疾病之源。还有，如果吃饭前不洗手，我们可能会得拉肚子等肠胃疾病，严重的可能会感染肝炎甚至其他严重致命的病毒。如果饭时吃得很快，来不及细嚼慢咽，就很容易让骨头或刺伤害食道。因此我们要注意饮食健康，对于不好的饮食习惯要改正，好的饮食习惯对健康大有好处，但做起来并不容易，因为习惯成自然，我们要下点决心才行。在培养良好饮食习惯的同时，对原来不好的习惯应该有所认识，然后改变和改善。比如你要是喜欢吃热食物，其实稍等一会儿，待其凉些才入口并不费事。注意饮食习惯不仅可以防止有害物质对我们身体的伤害，还可以让身体来来得及消除有害物质；还要注意饮食的卫生，并且根据我们自身的身体况禁忌某些食物，这样才能有利于防止疾病的发生，达到健康饮食的目的。

饮食的一些小常识

在饮食中常常有些小常识，但是人也会有些错误的小常识，所以应该知道一些正确的小常识。

1. 如果常吃宵夜的话，得胃癌的机率增加。

2. 一个星期最多只能吃四个鸡蛋。

3. 在饭后吃水果其实是不对的，对身体不好，应该在饭前吃。

4. 每顿饭的间隔时间应该是 4 ~ 5 个小时。

5. 吃饭时不能吃得太多，在情绪上满足的话容易很快产生饱腹感，可以避免吃过多食物。

6. 在空腹时不能吃番茄，最好是在饭后吃。

7. 早上醒来先喝一杯水可以预防结石。

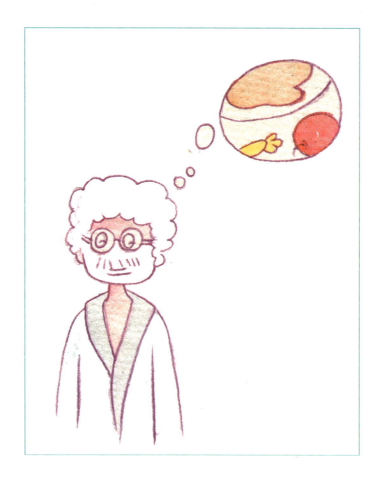

8. 在极其饥饿的情况下不能立刻吃饭，会吃得过多而导致肥胖。

9. 煮豆浆时千万不要加鸡蛋和糖。

10. 不要立刻用脑，胃部消化需要集中血液。听听轻音乐，休息一会儿最为合适。若吃完就用脑，血液流向头部，胃肠血少，容易影响

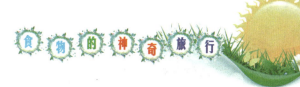

消化。

11. 吃饭时的食物应该营养平衡，避免重样。

12. 要少喝奶茶。

13. 睡前的三个小时不应该吃东西，避免消化不良。

14. 吃餐时不要谈论与吃饭无关的事，会影响我们的食欲。

15. 每天喝酒最好不要超过一杯。

16. 每天也是最好喝足八杯水。

17. 对于刚刚出炉的面包不宜马上吃。

18. 保证吃好早餐，人体最低限度的血糖（血糖食品）维持不足，人就不能充满活力地去学习和工作。

19. 晚餐不应该过量，并且应该控制过量。

20. 一天不应该喝两杯以上的咖啡。

21. 对于油脂很多的食物要少吃。

22. 正确的饮食习惯：早上吃得像皇帝，中午吃得像平民，晚上吃得像乞丐。

23. 就餐姿势须正确，做到不压胃，使食物由食道较快进入胃内。

儿童饮食该注意的问题

对于儿童更是要注意饮食，现在的孩子都是被溺爱的"小皇帝"，所以儿童中的偏食、精食问题也相当突出，一方面偏吃甜食、零食，不愿意吃"粗茶淡饭"，而对自己喜爱的食物则一直吃个不停；另一方面是食物过于精细，精米、精面、精制糕点、麦乳精、人参蜂皇精……使胃肠永远处于"幼稚"状态。这么一来，膳食结构失去平衡，很容易造成维生素、纤维素、矿物质、微量元素缺乏而致病，同时抵抗力下降也容易使身体受细菌、病毒入侵而闹病。儿童饮食，要注意：吃什么食

科学原来如此　113

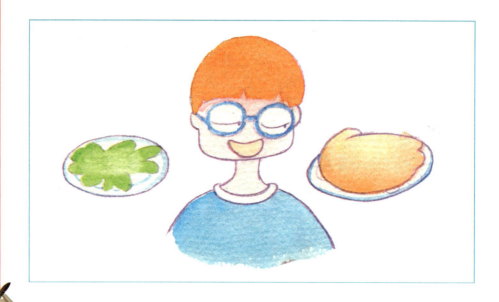

物不应该由孩子说了算的，碳酸饮料和生冷饮料都不要给孩子喝，不要为了降暑去喝这些碳酸冷饮料。可以给孩子喝常温白开水，这个是最好的饮品，也可以给孩子煮些绿豆水喝，清热解暑的。吃的方面要忌油腻生冷辛辣的，容易上火，给孩子多吃些清热降火的食物。

小链接

现在虽然有很多的炸鸡呀、汉堡呀、薯条呀和可乐之类，但是我们不要多吃多喝，容易造成肥胖。注意吃饭时应专心的吃饭不要三心二意，要注意卫生饭前便后要洗手。

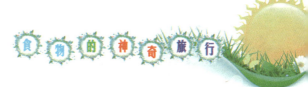

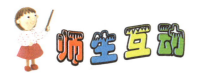

学生：老师要是我们吃东西吃多了不消化怎么办？

老师：我们可以多走走路散散步，这样有助于消化，还可以吃些消食片。但是同学们我们要注意饮食，不要消化不良呀。

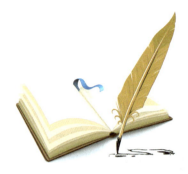

科学的饮食规律

◎ 智智刚起床就坐在沙发上，一边吃着零食一边看着电视。妈妈都叫他好几次要吃饭了。他却不理会还是盯着电视看，吃着零食。

◎ 墙上的时钟才显示是下午三点，智智却向妈妈喊道。

◎ 妈妈看到智智又在乱吃零食，在晚饭时又不正常吃饭了，就很生气，教育智智说道。

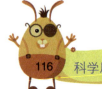

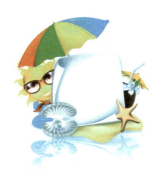

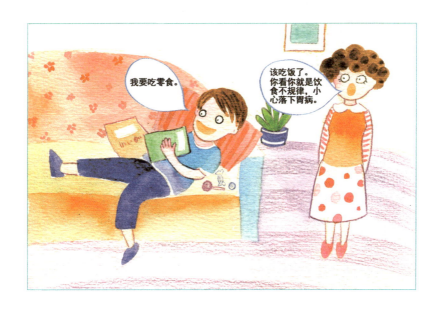

我要吃零食。

该吃饭了。你看你就是饮食不规律,小心落下胃病。

为什么我们要有科学饮食规律呢?

　　我们一天主要是吃三顿饭,而这三顿饭不单单是为了解馋或者是填饱肚子而已,还为了保证我们的身体正常和健康的发育。有人做过实验能证明:我们每天吃三顿饭,那么你能吸收消化食物中的蛋白质为85%;但是如果改为每天吃两顿饭,并且每次都吃全天食物量的一半,那么消化吸收食物中的蛋白质率仅为75%。所以，按照我们一直以来的生活习惯，每天吃三顿饭是非常合理的。可能有人会问三餐的时间间隔呢？注意，我们每顿饭之间的时间应该要适宜，如果时间间隔太长会

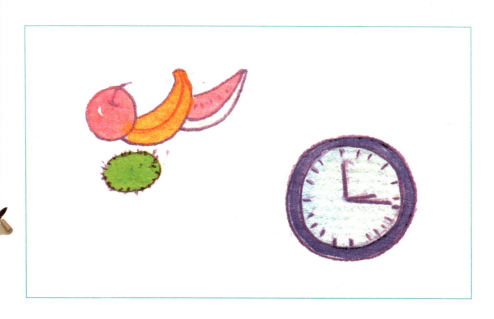

引起高度饥饿感，影响我们的学习和生活；但若是时间太短，上顿食物在胃里还没有排空，就接着吃下顿食物，会使消化器官得不到适当的休息，消化功能就会逐步降低，影响我们的食欲和消化。一般混合食物在我们胃里停留的时间大约是4~5小时，两顿饭的间隔以4~5小时比较合适，如果是5~6小时基本上也是可以的。还有在我们吃饭后不应该放松裤带，吃过饭后如果将裤带松开，会使腹腔内压下降，消化器官的活动度和韧带的负荷量增加，此时容易发生肠扭转，引起肠梗阻，还容易引起胃下垂，出现上腹部不适等消化系统疾病。所以，要记住饭后一定不要松裤带。

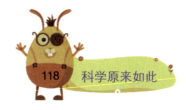

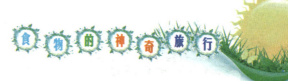

一日三餐与身体功能的关系

我们的生物钟与一日三餐：有很多研究表明，在早、中、晚这三段时间里，人体内的消化酶特别活跃，这说明我们在什么时候吃饭是由生物钟控制的。

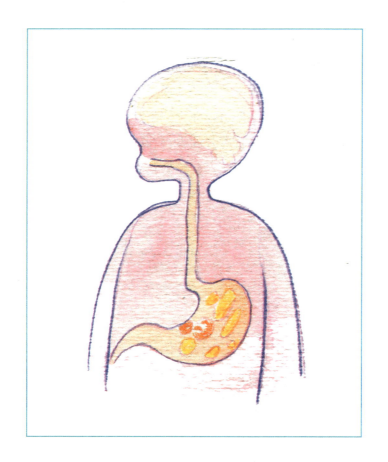

我们的大脑与一日三餐：我们大脑占人体耗能的很大一部分，而且大脑的能源供应只能是葡萄糖，每天大约需要 110～145 克。而肝脏从

每顿饭中最多只能提供 50 克左右的葡萄糖。一日三餐，肝脏即能为人脑提供足够的葡萄糖。如果我们每天的三顿饭吃得都是不规律的，或者是不科学的，对我们的大脑都会有伤害。还有在我们吃饭时要注意，不要在饭桌上打闹，因为吃饭是受大脑控制的，突然的刺激会让人被饭粒、骨头、蔬菜和水等给噎着。所以要注意养成科学的饮食习惯，不能乱吃东西，因为到时候伤害的不只是我们的身体还有我们的智慧所在地——大脑。

我们的消化器官与一日三餐：一般食物从食道到胃约需 30～60 秒，在胃中停留 4 小时才到达我们的小肠。所以，一日三餐间隔 4～5 小时。对于我们来说是合理的三餐中食物的选择：一日三餐究竟能吃些什么食物，怎么进行搭配，要怎么做出来呢，都是有讲究的，并且因为人不同要求也不同。一般来说，一日三餐的主食和副食应该粗细搭配，肉类食物和蔬菜食物要有一定的比例，最好我们每天吃些豆类、薯类和新鲜蔬菜。一日三餐的科学分配是根据每个人的不同情况来决定的。你看按食量分配，早、中、晚三餐的比例为 3∶4∶3，如果你每天吃 500 克主食，那么早晚各应该吃 150 克，中午吃 200 克比较合适。

一日三餐的正常科学搭配

我们的一日三餐要注重食物合理搭配，包括粗与细、干与稀、荤与素、冷与热等均衡。食物搭配与营养均衡关系密切，对于每一餐来说，一碗方便面只能提供油脂和少许蛋白质以及碳水化合物，所以最好配上一份水果、一份肉类或豆制品，补充蛋白质、维生素和纤维素；对于一天饮食的选择，如果午餐你吃了汉堡、炸鸡，晚餐就该吃些清淡的食物，尤其是蔬菜。三餐还要各有注重。比如早餐注重营养、午餐要全面、晚餐则要清淡一些。

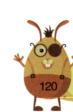

营养早餐：我们在早上可以吃的食品有谷物、面包、牛奶、酸奶、豆浆、煮鸡蛋、瘦火腿肉或牛肉、鸡肉、鲜榨蔬菜或水果汁，保证我们能吸收足够的蛋白质及维生素。

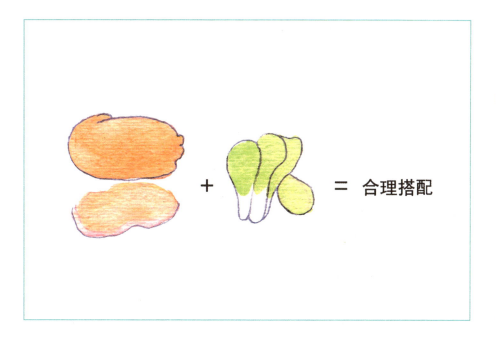

丰盛午餐：午餐我们应该吃得比较齐全，能够吸收各种营养元素，增加免疫力，使我们充满活力。可以多用一点时间选择出一份合理饮食：中式快餐、什锦炒饭、汉堡包、绿色蔬菜沙拉或水果沙拉，外加一份高汤。

清淡晚餐：晚餐要清淡，我们应该吃一些脂肪少、易消化的食物，更不要贪好吃，吃太多。如果晚餐吃太饱造成营养过剩，消耗不掉的脂肪就会在体内堆积，我们会变成小胖子的，严重影响健康。晚餐最好能吃一些：面条、米粥、鲜玉米、豆类、素馅包子、小菜、水果拼盘。

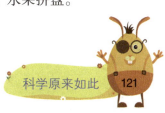

科学原来如此　　121

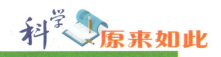

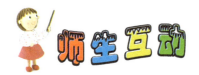

小链接

　　金字塔，我们大家都熟悉吧，可是食物的金字塔有谁听过呢。它是个人为制造出的像金字塔形状的为应对人的生理特征而做成的一个黄金三角。这是20年前，美国农业部开始根据"美国人饮食指南"而建立的日常食物金字塔。告诉了我们食物与健康之间的关系。它在关于我们能吃什么的问题上，提出了更好的建议。并且后来由于生活水平的不同而对食物金字塔进行改进，修订了新的食物金字塔，更加贴近我们的生活。

师生互动

　　学生：老师，是不是晚上吃了宵夜就一定不健康了呢？还有是不是吃了肉就一定要吃菜呢？

　　老师：不是的，只是说一种习惯，如果长期一直吃宵夜，身体才会呈现不健康。而且吃肉后最好是吃菜，一定要遵守科学的饮食规律，同学们知道了吗？还有对有些女同学来说，吃宵夜更是不好的，小心会变胖的哦。

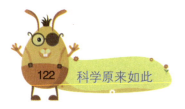

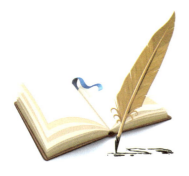

如何养成健康的饮食习惯

◎妈妈坐在书桌前，一脸严肃地在纸上画着，一会拿着尺子一会又喊道。（文字：智智，你快看，我给你制定的饮食计划。）

◎智智又在吃饭的时候喝着可乐饮料，妈妈看了很生气，把可乐拿走说道。

◎吃过晚饭后，爸爸看智智又要坐在沙发上，一动不动地看电视，就拉着智智一起去散散步。

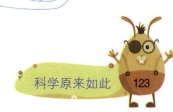

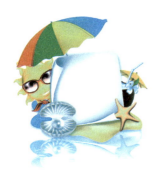

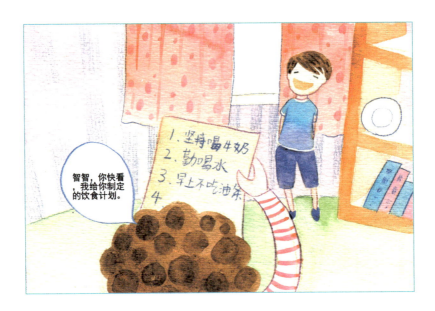

为什么我们要养成健康饮食习惯呢?

　　我们每个人都有各自的饮食习惯,那么这些饮食习惯是好还是坏呢,这些习惯跟我们的健康有什么关系,我们为什么要养成良好而又健康的饮食习惯?原来健康的饮食习惯会强健体魄,增强体质,让我们一

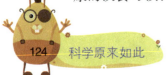

直健康快乐地生活。我们现在的饮食主要是吃得过于油腻，吃的油多就代表热量、油脂的摄入量大，这样就很容易造成肥胖，还会得高血压、高血脂等，更恐怖的是会得癌症。不是危言耸听，当我们吃了过多的脂肪，胃里油脂过多，胆汁的分泌量也相应增加，当高脂肪、低纤维的物

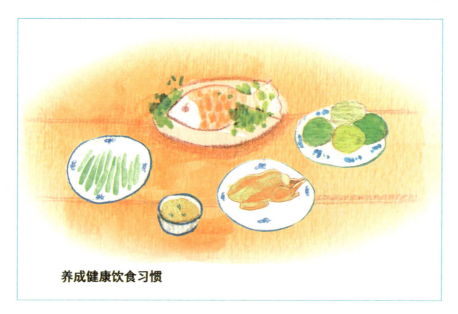

养成健康饮食习惯

质进入肠道后，他们会和我们肠道中的有害细菌结合，生成致癌物质。让我们来想象一下，如果有个人他很有钱可以吃许多许多的好吃的，旁人都告诉他要养成健康饮食的好习惯，但他死活不肯，他一直吃呀吃，想怎么吃就怎么吃。那么他到后来肯定会是一个大胖子，而且身体的各个方面都很差，完全没有抵抗力。那该是多么痛苦呀！所以我们要养成健康的饮食习惯，千万不要被不良饮食习惯打倒。

什么样的饮食习惯是健康的？

　　首先我们要坚持每天喝牛奶，牛奶和其他奶制品都是非常适宜我们

食用的食物之一。除了不含膳食纤维外，奶类几乎含有我们人体所需要的全部营养素。我们可以在早饭时喝一袋（约 250 毫升）牛奶。但我

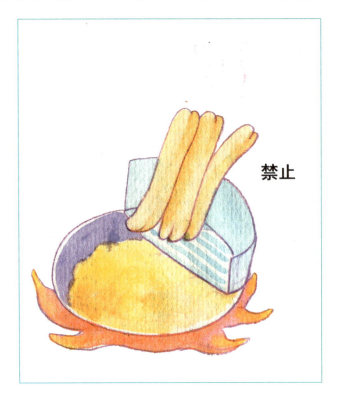

禁止

们在早饭时间可能由于种种原因胃口不好，喝不下去，这样的话也没关系，可以在其他时间喝。比如上午课间操、下午放学回家后、晚上睡觉前等时间。也许有人在喝了牛奶之后会出现腹胀、腹痛或腹泻等不舒服的现象，这在医学上被称之为乳糖不耐受症。那么可以尝试喝酸奶或者豆浆，但要注意，最好不要空腹饮用酸奶，酸奶不宜加热，也不宜饮用过多。

其次要勤喝水，不要等到渴了才喝。白开水是最好的饮料，经常喝开水的人，不那么容易产生疲劳。所以，我们应该常常喝开水。而通常情况下，我们大家都是在感到渴了的时候才去喝水，但其实，当感到口

干时已经是身体需要水发出的信号，这说明此时身体已脱水了，这种口干了才喝水的习惯不利于身体健康。我们每天至少要喝 1200 毫升的水，千万不要感到渴了再喝水。

第三在早上不要常吃油条，我们国家早餐最传统的食品之一就是油条，但它有很大的危害。在炸油条的过程中，往往会加入一定量的明矾（一种含铝的化合物）。如果长期食用，很有可能造成铝在体内的蓄积，有害于身体健康。并且炸油条用的油在超过 180℃ 时会发生反应，产生许多对身体有害的物质。油温越高，反复高温的次数越多，产生的有毒物质就越多。吃了之后会破坏我们身体的酶系统，会出现头晕、恶心、呕吐、腹泻等。

怎样养成健康的饮食习惯

我们要坚持做到健康的饮食习惯，虽然有些困难，但只要努力就可以成功。

1. 我们吃饭时，可以先喝一小碗汤，然后再吃饭，吃饱了就不再勉强咽下去。

2. 在晚餐前，如果我们能吃两个煮熟的鸡蛋，可以避免食欲太好，能养成真正感到饿时才进食的习惯。

3. 不要忽略早餐，早餐是激活我们一天脑力的动力，不能不吃的。吃一顿好的早餐可以让我们在早晨思路清晰，反应灵活。有吃早餐习惯的人是比较不容易发胖。

4. 还有如果这一餐吃多了，那么下一餐必须少吃，否则累积下去，很容易肥胖。

5. 我们还要养成细嚼慢咽的习惯，一口食物咀嚼 40 到 50 次再咽下，这种进食习惯，最容易提早产生饱足感，可以避免吃下过多的食物。

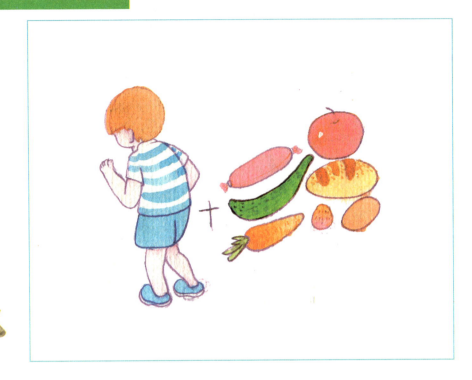

6. 我们正在长身体的时候，口味应尽量淡化，少加盐、酱油以及番茄酱，多吃些粗糙食物，如糙米、全麦制品、青菜等。

7. 对于想减肥的人应该吃较费事的食物，如吃带骨的鸡肉，吃带刺的鱼，越费事，越拖延进食时间，越容易满足咀嚼感，提早产生饱足感。

8. 养成爱吃蔬菜的习惯，如：小黄瓜、红萝卜、番茄等，在饥饿时可代替零食。

9. 我们必须养成吃过东西马上刷牙或漱口的习惯，不但可减少感染疾病的机会，也可因口中清爽而不再随时吃东西。

10. 我们坚决不要用吃来奖赏或惩罚自己，不要因心情不好而不吃，正餐是不能省略的。

11. 我们还应该加强体育训练，适当的跑步、跳绳和散步有助于身体健康。

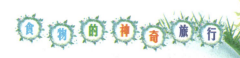

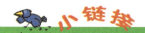

我们很多人都爱吃方便面，觉得它方便和快速，而且是很好吃、很便宜。但是我们不能把方便面当正餐。因为，超市卖的方便面主要成分多为碳水化合物和油脂，配料也仅为一点点汤料和调味料，所提供的维生素、矿物质和膳食纤维也微乎其微。而且方便面里加了很多的防腐剂，如果我们吃了太多的方便面就等于吃了过多的防腐剂，对我们的身体造成很大的伤害。由此看来，仅吃方便面除了有很好的饱腹感和获取部分的能量外，很难满足我们生长发育的需要。

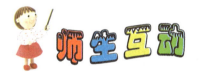

学生：老师，我们爱吃方便面是健康的饮食习惯吗？老师：当然不是呀，方便面都是一些有害的物质，同学们要少吃知道吗……

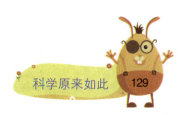

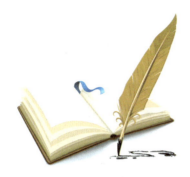

我们应该多吃什么

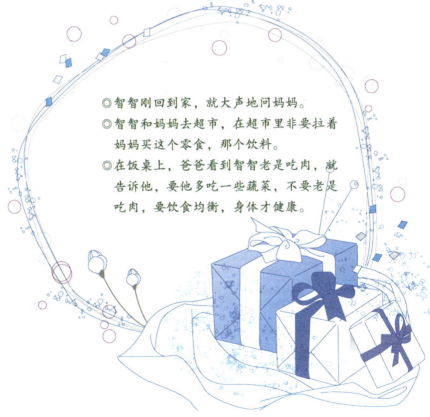

◎ 智智刚回到家，就大声地问妈妈。

◎ 智智和妈妈去超市，在超市里非要拉着妈妈买这个零食，那个饮料。

◎ 在饭桌上，爸爸看到智智老是吃肉，就告诉他，要他多吃一些蔬菜，不要老是吃肉，要饮食均衡，身体才健康。

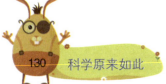

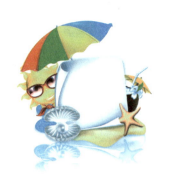

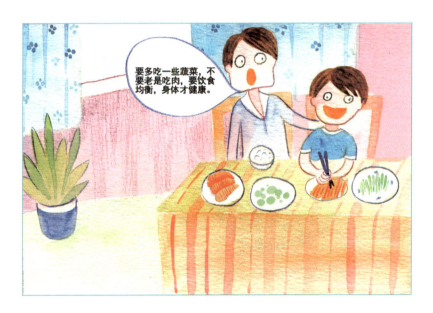

各类食物所含的营养

我们所吃的食物主要分为肉类、蔬菜和豆制品，那么其中都含有什么营养呢？

肉类：指鸡、鸭、鹅、猪、羊、牛、鱼肉等肉类。这些肉类的蛋白质营养都是很丰富的，其中鸡、鸭和鹅的肉中饱和脂肪酸含量较低，但猪、羊、牛等肉类中饱和脂肪酸含量较高。所以，吃禽肉比吃畜肉更有利于健康。鱼肉，鱼类的肌肉里含蛋白质15%～20%，而且因肌肉纤维短、细滑，比其他的肉更容易消化。更重要的一点是，鱼类脂肪含量极其少，只有1%～3%，其主要成分是长链多不饱和脂肪酸，并且这些脂肪酸中有许许多多营养物质，具有降低血脂、防治冠心病的作用，对我们人体的成长发育非常重要，鱼汤也是很好喝的，所以在肉类食物选择的时候，应多考虑鱼类。

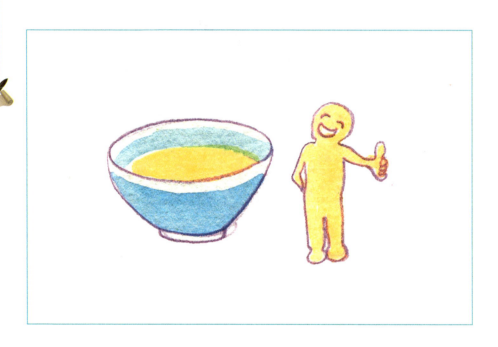

　　蔬菜，很多的小朋友都不爱吃，但是蔬菜中含有多种矿物质、维生素和食物纤维，在我们人体的生理活动中起着重要的作用。蔬菜大致可分为三大类：叶菜（就是菜叶很多的蔬菜，如白菜、苋菜、菜心），瓜茄（瓜类和茄子类的，如青椒、黄瓜、西红柿），根茎类（我们吃的主要是他它们的根和茎，如土豆、胡萝卜）。蔬菜可提供的维生素主要是以叶酸、胡萝卜素以及 B 族维生素等。维生素是什么呢？维生素又叫"维他命"，就是我们能维持生命的东西，是一类有机物质，维生素在我们体内的含量很少，但它却是不可缺少的物质。蔬菜中还含有很多矿物，并且矿物质含量很丰富；但某些蔬菜（苋菜、菠菜、通心菜等）中的草酸会影响人体吸收，所以这些蔬菜应该是用开水漂烫后再食用。

豆制品是用大豆为原料制成的食品，有很多种类，像我们平常吃的豆腐、豆芽、豆腐干、豆浆、豆腐脑、豆腐皮等，其中的营养也很丰富。我们喝豆浆，像欧洲人喝牛奶一样普遍。豆浆中会有很多蛋白质，喝豆浆也是我们保持健康的秘诀之一。豆腐虽然也是含有很高的营养，但是豆腐不含维生素 C。弥补这一缺点的是豆芽，豆芽不仅含有丰富的维生素 C。还含有仅在动物性食物中才存在的维生素 B12。

我们在不同季节应该多吃些什么？

我们每天都会吃许许多多的食物，但是这些东西也会分季节的。比如说在冬天就不应该吃雪糕和喝凉汽水，这太冷了。而且冬天的气候非常干燥，应该多吃些润燥的食物，像蔬菜中的萝卜、蘑菇都有很好的保健功能。我们也应该多吃一些粗粮，因为干燥会造成排泄不顺，像玉米之类的粗粮含有很高的膳食纤维，有助于消化排泄，还会帮助排出体内的毒素。而夏天就是很炎热的时候，这时候我们应该多吃些消火解毒的食物，防止中暑或者又拉肚子。在秋天呢，我们就应该吃一些酸的食物，如酸枣、柠檬、猕猴桃之类。要少吃一些辛辣的刺激性食物。在春季更是要清淡一些为好。而且我们一般比较容易缺铁缺钙，应该多吃一些鸡蛋、牛奶、瘦肉、肝脏之类的食物。

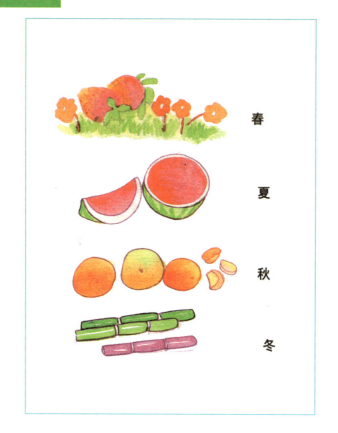

春
夏
秋
冬

一些我们不应多吃的食物

我们喜欢吃的东西有很多，也会吃很多，但是有多少是我们应该多吃的，又有多少是不应该多吃的呢？这里有一些我们不应多吃的食物。

可乐：可乐含有一定量的咖啡因，能够刺激中枢神经，对人体产生不好的影响。我们正处于长身体的阶段，身体的排毒能力很弱，所以问题可能会更加严重。可乐还是不要喝太多的好。

果冻：我们都很喜欢吃果冻，但是果冻并不是从果汁中提取糖分的，它是一种含有色素、糖精等化学物品的混合物，虽然有些果冻也加入了营养物质，但是它对人体是有毒的。吃太多的果冻会影响人体发育，损害

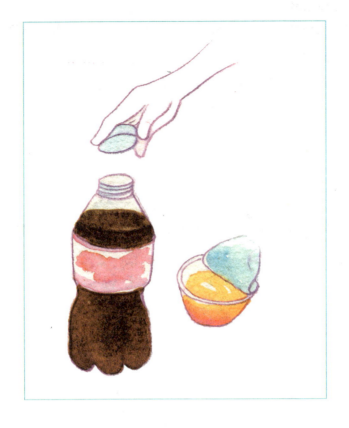

智力。

　　盐：我们每天不应该吃超过 5 克的盐。如果我们吃了太多的盐，很可能会得高血压、冠心病、脑癌等。

　　橙子：虽然橙子营养丰富，但是它却含有叶红素。如果我们吃多了橙子，可能会引发"叶红素皮肤病"、腹痛腹泻、甚至骨头疾病。因此，我们每天最多只能吃四个中等体积的橙子。

　　罐头食品：在罐头的加工过程中，商人会加入一定量的食物添加剂。这些添加剂含有少量的毒素。虽然这些毒素危害作用并不是很大，但是日积月累，对我们来说就不一样了，我们的健康很可能会因此受损，从而引发慢性中毒。

　　糖精：现在我们吃的糖果和饮料都加入了糖精。但是如果吃过多的糖精就会导致血管、心脏、肺、外围神经产生疾病，并影响胃、肝、支气管、膀胱和其他器官的功能。

口香糖：对我们来说嚼口香糖是很时髦的事，但口香糖内含有可塑剂，就是一种有毒物质；另外口香糖内还含有一些酸代谢物，它对我们人体也是有害的。还有，我们吃口香糖的方式通常也不卫生，可能会引发胃肠炎。

小链接

我们的身体在自然健康的情况下是呈现弱碱性的，那么当身体处于弱碱状态时，体内很复杂的各种生化作用都运行得很好，所有废物的排除也是很快的，并且是不会累积在体内。但如果吃了太多的酸性食物，使我们身体变成偏酸性，时间长了，就会让器官衰竭，之后会产生各种疾病，所以平常应该尽量减少吃一些酸性食物，增加碱性食物的食用量。

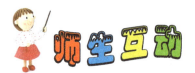

师生互动

学生：老师，有吃了就让人很开心的食物吗？

老师：有的，有十种吃了让人很快乐的食物：深海鱼、香蕉、葡萄柚、全麦面包、菠菜、大蒜、南瓜、低脂牛奶、鸡肉、樱桃。

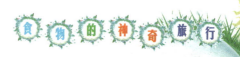
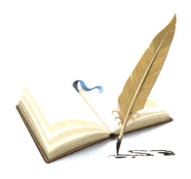

我们应该少吃什么

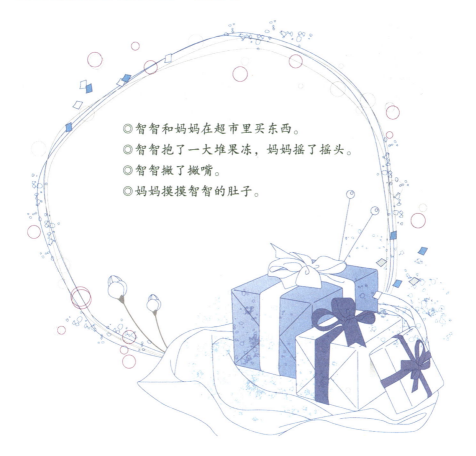

◎智智和妈妈在超市里买东西。

◎智智抱了一大堆果冻，妈妈摇了摇头。

◎智智撇了撇嘴。

◎妈妈摸摸智智的肚子。

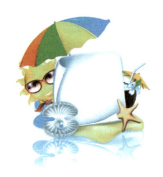

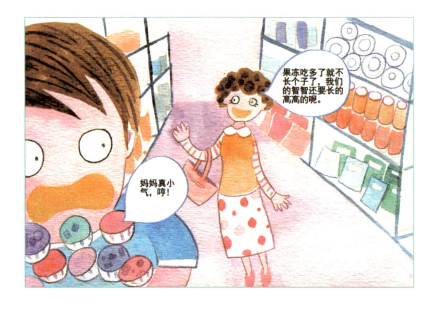

为什么吃罐头不如吃新鲜的水果呢？

罐头里装的是水果，超市里按重量买卖的也是水果，这两种水果有什么不同吗？为什么大家都说吃水果罐头不如吃新鲜的水果呢？只要让你看过罐头的配料表，这些问题的答案就会不言而喻了。

罐头里装的是黄桃，但是配料表里面好像除了黄桃之外还有一些乱七八糟、名字奇怪的东西，这些又是什么呢？让我来告诉你答案吧，这些东西都是食品添加剂。

一般罐头的保质期都是好几个月，试想一下，换成一般的水果，放上好几个月，都不一定烂成什么样子了呢！但是罐头就不一样啦，你看见的罐头永远都有着那么光鲜亮丽的外表，这是为什么呢？因为罐头里面含有防腐剂。

你买回来的罐头吃起来永远都有那么诱人浓郁的果香，可以等你真正吃到新鲜水果的时候，那种浓郁的果香又好像消失得无影无踪了，这又是为什么呢？因为罐头里面香精，所谓的香精，并不是真正水果汁浓缩的精华，而是用化学药品混合而成的、带有水果芳香气息的东西。

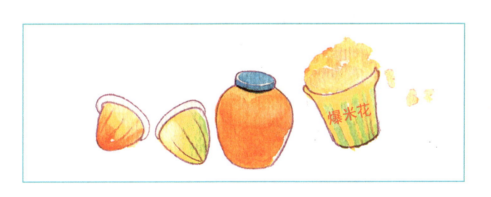

除了防腐剂和香精之外，食品添加剂还有非常多的品种，比如人工色素、膨化剂、甜味剂、着色剂……如果经营者为了卖出更多的产品，而添加了过量的食品添加剂，而我们在食用了这种不安全食品之后，将会给我们的身体造成非常严重的伤害！

其实罐头还只是容易添加过量食品添加剂的食品之一，我们吃的果冻内含有大量的增稠剂、香精、甜味剂；泡泡糖内含有的增塑剂；爆米花含有大量的铅，进入人体的铅会破坏神经、消化和造血等多项功能；

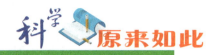

方便面中也含有大量的着色剂和防腐剂……这还只是冰山一角，所以我们在日常生活中一定要少吃含有食品添加剂的食物！

为什么我们要远离高油脂的食物呢？

高油脂的食物相对来说不容易消化，所以过量的高油脂食物会增加我们体内消化系统的负担，使胃肠变得不舒服，有时候还会造成恶心、呕吐或拉肚子的情况。

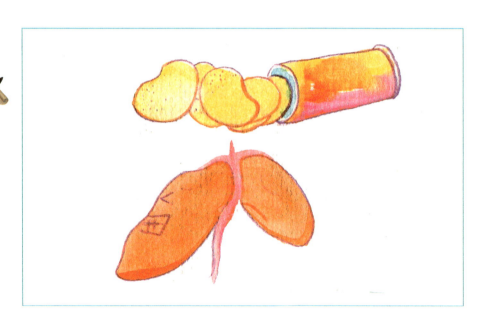

很多人都喜欢吃油炸食品，觉得用油炸过的食品又香又脆，可是大家有没有想过它为什么会又香又脆呢？因为你吃到的经过油炸以后的食品，已经不是食品本身了，想一想，薯片是不是又香又脆呢？那你嚼土豆片的时候会有这种感觉吗？

不会吧，所以经过高温油炸之后的食品已经变质了，而且在变质的同时，还会产生一些对人体有害的有毒物质，也就是说我们在享受油炸食品带给我们快感的同时，也相当于是在慢性服毒，天啊，想想都觉得太恐怖啦！

其实高油脂食物并不只是油炸食物那么简单，有些食物不用经过油炸，自然就携带着大量的脂肪，对于这样的食物，我们也应该尽量少吃，比如葵花籽、猪肝……

葵花籽是很多人在闲暇无聊时喜欢吃的食物，有些人认为葵花籽看起来小小的，它能对身体造成多大危害呢？危害是不能靠眼睛看出来的，其实葵花籽中含有大量的不饱和脂肪酸，而当这种不饱和脂肪酸进入体内会消化我们的胆碱，胆碱的大量消耗就会给肝脏的解毒功能造成负担；而猪肝中的胆固醇含量也非常高，不容易被消化，看来我们要注意的饮食问题还真是不少呢！

为什么喝了咖啡之后会睡不着觉呢？

咖啡的神奇之处就在于喝了它之后，可以让人顿时变得特别精神，那么这里面究竟有什么奥秘呢？答案就在于咖啡里一种叫咖啡因的东西，这种东西会刺激我们的中枢神经，使之处于兴奋的状态下，当我们的中枢神经兴奋时，我们就会精神百倍，这就是为什么喝了咖啡之后会睡不着觉的原因。

正是由于咖啡有提神的功效，所以我们才会在身体疲劳的时候饮用它。但是大家有没有想过，我们身体疲劳时最应该做的事是休息，喝咖啡在很多时候都是迫不得已的，比如上班族每天的睡眠时间不够充分，就只能靠咖啡来提神。换句话说，咖啡的作用是违反我们身体自身的意愿的，我们的身体想休息，咖啡却来为我们提神，这种逆效果肯定会对身体造成损伤，所以咖啡这种可以刺激神经的东西，我们还是少喝

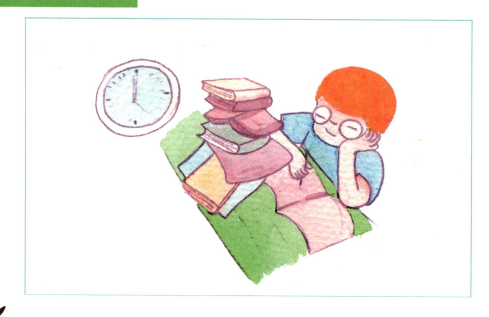

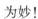

为妙！

　　除了咖啡之外，还有很多食物是对人的神经有刺激作用的，比如可乐、巧克力、浓茶等等，为了我们身体的健康发育，记得要少吃这些食物哦！

小链接

　　很多老人家都喜欢吃咸鱼或者腌制的咸菜之类的食物，其实这些也是我们应该远离的食物，因为咸鱼中有大量的二甲基亚硝酸盐，这种成分本身对人体并没有太大的伤害，但是二甲基亚硝酸盐进入人体后，会发生一系列的生物化学反应，生成一种叫二甲基亚硝胺的物质，名字虽然不起眼，但却是强致癌物！

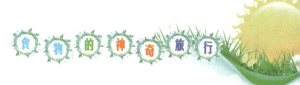
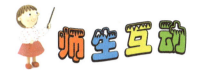

学生：老师，为什么橘子吃多了皮肤会变黄啊？

老师：虽然橘子是天然的新鲜水果，但其中也含有大量的天然色素，如叶红素等，食用过多就会使体内的天然色素过多，就会导致"叶红素皮肤病"，所以即使这种色素是天然的，我们也不能多吃，橘子最好每天不超过4个，类似的胡萝卜和菠萝也是如此。

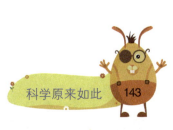

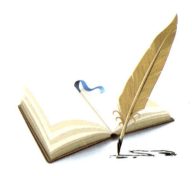

一些外观相似的食物

◎周六，妈妈带着智智在郊外玩耍。

◎郊外田地上长了各式各样的野花野草，智智蹲了下来仔细地看。

◎智智拔下一株植物闻了闻，然后他突然变得很兴奋起来。

◎妈妈笑了笑，说这并不是葱，只是小蒜。

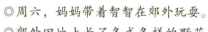

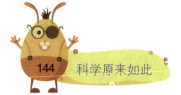

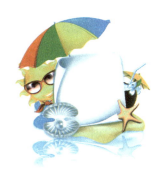

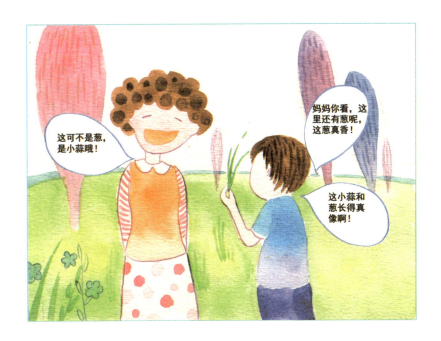

葱和蒜有什么不同？

就像有些素昧平生的人长相相似一样，有的食物从外观上看起来，也像"亲兄弟""亲姐妹"，有着惊人的相似之处。

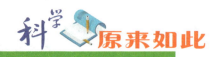
比如说葱和蒜，尤其是小葱和小蒜，把小葱和小蒜放在一起，如果不走上前仔细地瞅、远远地看上去，可能很多人都分辨哪个是小葱哪个是小蒜。这只能怪它们两个长得实在是相似，都是上部分为青色的、长条状，下部分是白色的根茎；而且都还散发着香味。在外观上，很难把这二者区分开来。那么，葱和蒜是不是"双胞胎"呢？其实，别说是双胞胎了，它们甚至还不属于同种科类的食物，按照科的划分，葱是葱科，蒜是蒜科；按属，葱是葱属，蒜是蒜属；不过它们都是真核域、植物界、属于被子植物门、都是天门冬目，也就是说，在科学分类中，葱和蒜是同界同门同纲同目同科同属不同种。

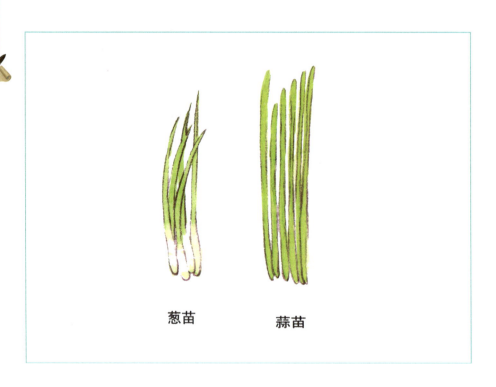

葱苗　　　　　蒜苗

听起来真是文绉绉的，其实用肉眼仔细辨别，也可以看出葱和蒜的差异。一个相对比较显著的差别就是它们尽管都是"上青下白"，但是

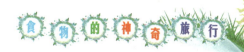

葱的白色部分较少，而蒜的白色部分几乎占了身子的一半。另外，小蒜上方还有一个白色圆球状的"头"，这个叫做伞形花序球形；而小葱则没有。在味道上，它们也有所差别。蒜围闻起来比葱更辛辣，葱的味道比蒜稍稍清淡。这也不难解释，为什么吃了蒜之后一定要刷牙漱口了。以免把这味道通过自己的口气传给别人了呀！

菠萝就是凤梨吗？

除了小蒜和小葱长相相似外，还有对堪称为"超级雷同"的食物，那就是菠萝和凤梨。菠萝和凤梨真是让人"傻傻分不清楚"，尤其是当人们把外面的皮削开露出黄色的果肉后，几乎是一模一样！

令人奇怪的是，菠萝和凤梨德尔英文名都是一样的，难道说菠萝就是凤梨，只是叫法不同吗？

当你走进超市时，你会发现超市既有菠萝买耶有凤梨卖，它们的价格也不一样。而且，近距离观察，最明显地区分菠萝和凤梨的标识就是叶子。菠萝的叶子上有齿有刺，而凤梨却没有。虽然在我国台湾那边把习惯把菠萝就称为凤梨，实际上菠萝和凤梨是不同的水果，除了叶子的差别，菠萝的"皮肤"偏向橙黄色，而菠萝则是泛绿色。在食用方法上，菠萝需要用盐水浸泡后再食用，而凤梨可以直接吃，并且，凤梨比菠萝的味道更甜。

然而，根据《辞海》解释，"凤梨即菠萝，原产巴西。"这又是怎么一回事呢，明明一个有刺一个没有刺呀，怎么就一样了呢？原来啊，我们一般说的菠萝是产地为海南的菠萝，我们一般说的凤梨是台湾菠萝；凤梨是台湾原产的菠萝，因为地理条件的差异，所以我们会看见菠萝和凤梨略有不同。说得精确些，菠萝和凤梨是同一种但是不同品种的

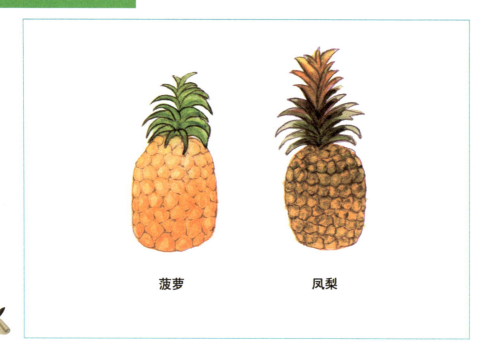

菠萝   凤梨

水果，就好比是苹果里的红富士、黄金帅，红扑扑的红富士和产于黄土高原的黄金帅颜色不同，口感上也不一样，但是它们都是苹果。

看来，水果界里的种种相似真是让人琢磨不透啊！

还有哪些相似的食物？

还有不少相似的食物，比如土豆、红薯、洋芋等，这些相似的食物尽管外形上有细微的差别，但是它们的营养疗效大致是相同的，但是橙子和橘子，它们虽然同属于柑橘属植物，可是一个吃了容易上火，一个吃了有助于清火，有意思吧？

橘子性温，之所以吃多了橘子容易上火并不在于橘子本身，而是因为吃了糖分含量高的橘子后会产生大量的热量，这些热量在人体内聚积过多后会转化成为脂肪；人体活动会消耗脂肪，但是一旦人体脂肪没能

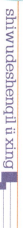

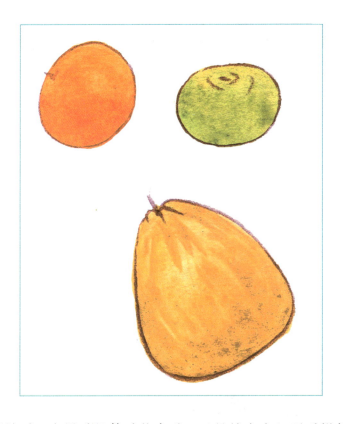

及时消耗掉时，会导致机体功能紊乱，于是就会有口干舌燥等上火症状。另外，橘子因为含糖较多，吃了后，糖分会残留在口腔内，也会容易产生口腔的炎症。

相比于橘子的上火，橙子则是具有清火的功能。橙子性凉，可以降火，非常适合干燥的时期食用。平常吃橙子或者和橙汁还可以有助于消化。橙子比橘子含有更多的维生素 V，能够增加人体抵抗力，减少生病的几率呢！

相似的食物还有萝卜和山药、西兰花和花菜、豌豆和扁豆、葡萄和提子等。

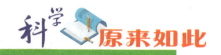

小链接

我们总是会提到"上火",究竟什么是上火呢?上火是源自与中医里的说法。中医把人体分为正常体质、阴寒体质、阳虚体质等11种,中医认为,如果人体内阴阳失衡,阳多于阴,就会导致体内内火旺盛,具体表现为口干舌燥、口腔内长泡、烦躁不安、便秘等症状。一般来说,针对上火的患者,医生都会建议少吃辛辣食物,饮食清淡。

不过西医并不太赞同"上火"这个概念,在西医看来,"上火"的说法太过于笼统,这其实就是细菌感染或者是病毒感染。所以说,当我们去看西医时,说清自己的状况就可以,可不要"上火"哟!

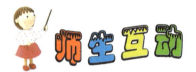

师生互动

学生:老师,为什么吃菠萝前要先用盐水泡呢?

老师:之所以吃菠萝前要用盐水浸泡二十分钟左右主要是因为菠萝果肉中含有一种叫做"菠萝朊酶"的物质,这种酶极易造成人体的过敏,过敏严重者还会出现腹泻、四肢发麻、休克等症状,这就是"菠萝病"。用盐水浸泡后可以分解"菠萝朊酶"的致敏结构,防止吃菠萝过敏现象发生。还有一个原因是盐水可以分解菠萝里的柠檬酸、苹果酸等酸性物质,盐水泡过的菠萝吃起来会觉得更甜。

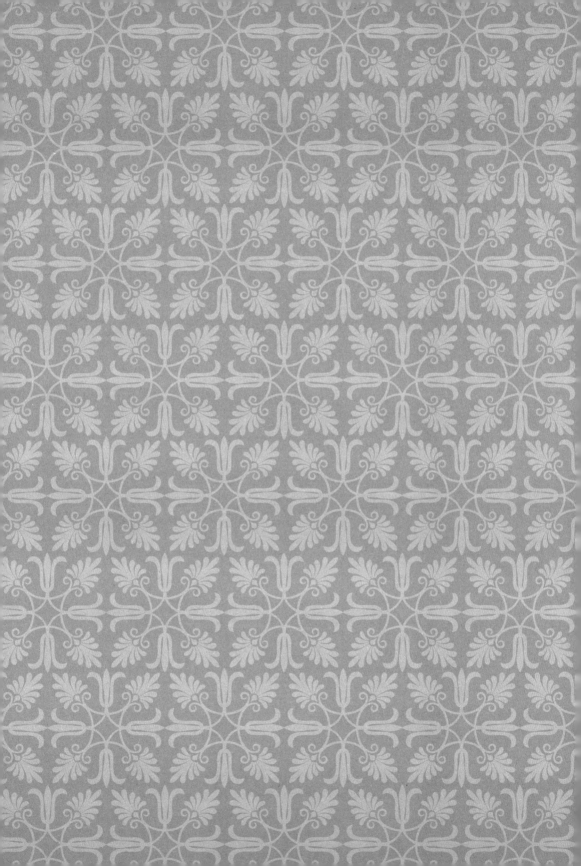